JN182437

# おいしい病院食は、患者を救う

鈴鹿医療科学大学副学長
長村洋一 監修
サイエンス・ライター
薬袋摩耶 著

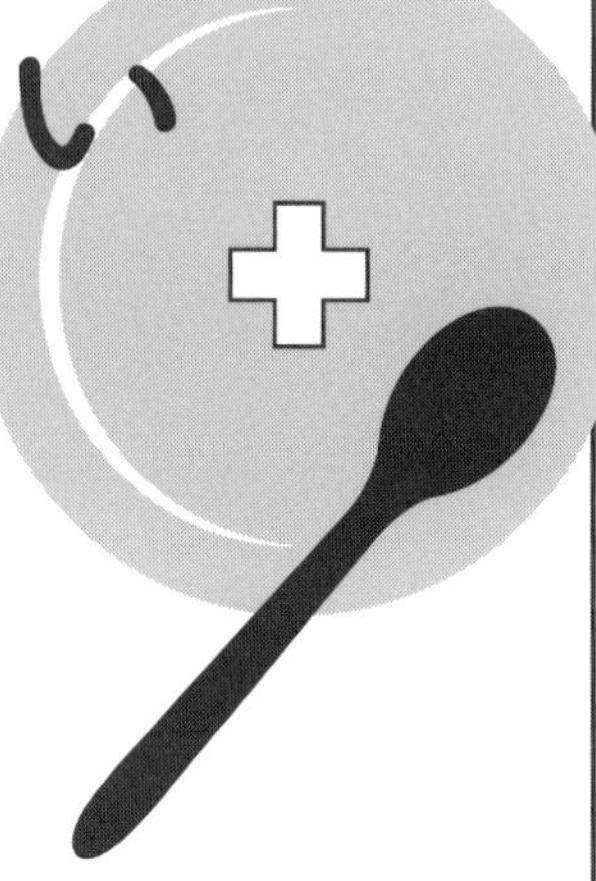

ウェッジ

# まえがき

本書の第1部で、食生活を変えたことで、それまで服用していた血圧の薬を必要としなくなったという私自身の体験談を紹介させていただくのだが、そのきっかけを作ってくれた管理栄養士の野呂晶子先生は、三重県の鈴鹿市で人気の料理教室を開いている。今回の原稿を書くにあたり久しぶりに電話したところ、「私の料理教室では『コレステロールや中性脂肪を上昇させない』『体重を減らす』などのテーマで料理を教えていますけど、『先生、おかげさまでこんなによくなりました』と病院の検査データを持ってこられる生徒さんが時々あるのです。そんなときは本当に教え甲斐を感じますし、食事の大切さを実感するんですよ」と相変わらず元気な様子だった。

医食同源の言葉を俟つまでもなく、食生活が健康におよぼす効果には想像を超えるものがある。しかしこのことを、意外にも健康管理のメッカである医学会がおろそかにしている現状がある。本書では、そんな現状を覆すべく行動を起こし、目を見張る成果をあげている人や企業を紹介する。

「健康によい」という要件を満たすだけの食事メニューは、薄味だったりして一般的に「まずい食事」となってしまう。「健康によいがまずい食事」は、入院患者から拒否されることがある。だから多くの医療機関では、食べない患者には薬剤投与で栄養の補給を行うのだが、本書で紹介する人たちは、あくまでも食べさせることにこだわり、患者にとって必要な栄養素は削ることなく、おいしい食事を作って提供しているから見事である。

おいしい食事の供給は、患者や未病を願う人々の健康に大きく貢献する。しかも社会がその体制を本格的に備えれば、人間の健康のみではなく大きな経済効果にも結び付くだろう。

長村洋一

2017年3月吉日

〈目 次〉

## 第2部

# インタビュー　病院食を変革する人々

執筆・薬袋麻耶

第1部

# なぜ、病院での食事はおいしくあるべきか

長村洋一（鈴鹿医療科学大学副学長）

## 病院での食事が、患者獲得の決め手の1つ

いまから8年ほど前、私の長女が最初の子供を名古屋市近郊の産婦人科病院で出産をしたときの話である。いくつか産婦人科病院がある中で、その病院を選択した大きな理由の1つを聞いたときに少なからず「へ〜」と驚いた。その理由は、退院時に夫婦2人で味わえるフレンチフルコースの「お祝い膳」が出るからということであった。娘は友人からの口コミで得た情報を自分でも確かめて決めたのだが、そうしたイベントを行ってくれる病院であるだけに、ホームページには普段の病院食がおいしそうな写真入りで紹介されていた。

そのときは、なるほど産婦人科病院の入院患者の多くは健康な産科の患者であり、産後は特に体力の快復を早めるためにも食事は大切だから、理にかなっているな、くらいに感じただけであった。しかしそのあと、産婦人科の食事というものに注意をし

てみると、私の娘に限らず、比較的身近な出産を控えた女性たちの多くが、産院を決定する1つの条件として、出てくる食事を挙げている。そしてその傾向は年々エスカレートしているように思えるのだ。そこで私は、最近の産婦人科の病院食事情をインターネットで検索し、ブログやホームページで調べてみた。

たとえば出産予定の女性が病院の選定をする際に、その医院の食事が大きな理由になっていることを示すブログ記事がいくつも存在する。さらに病院の決定に関係したかしないかは別にして、産院で出産をした女性のブログを調べていくと、多くの人が、入院中の食事を写真付きで紹介し、料理に関してのコメントを書いているのだ。体力的・精神的に大きな負担を強いられる出産という大仕事に際して、おいしい食事が彼女たちの入院生活における重要な楽しみの1つであることをブログ記事は浮き彫りにしている。

こうした最近の事情を裏付けるように、多くの産婦人科のホームページには「当院でのお食事」の紹介記事が掲載されている。その紹介の仕方もさまざまで、まずおいしそうなカラー写真による料理そのものの写真が掲載されているのは普通に見られるが、そのいくつかは、素材やその料理人にこだわりを見せていることをことさらアピールしているのだ。

そうしたこだわりを見せたホームページでひときわ私の眼をひいたのは、「こうのとりのゆりかご」で話題を呼んだ熊本の慈恵病院の記事であった。そのホームページには「入院中のお食事について」と題して、「朝食、昼食、夕食ともに、温かい食事をご用意いたします。病院食のイメージを変える豊富なメニューと、安心・安全でおいしいお食事をお召し上がりいただくために、毎日の調理を、大切に行っています」と始まって「患者さんの中には退院後も食事節制があると思います。制限内で晴れやかなメニューをお楽しみください」と婦人科で入院、手術などを受けられた患者さんへの配慮がなされ、洋食には、カッコいいシェフの写真とともに、「前菜からデザートまで、専任シェフが腕を振るいます。厳選した素材による彩りも鮮やかなコース料理で、贅沢なひとときをお楽しみください」とある。

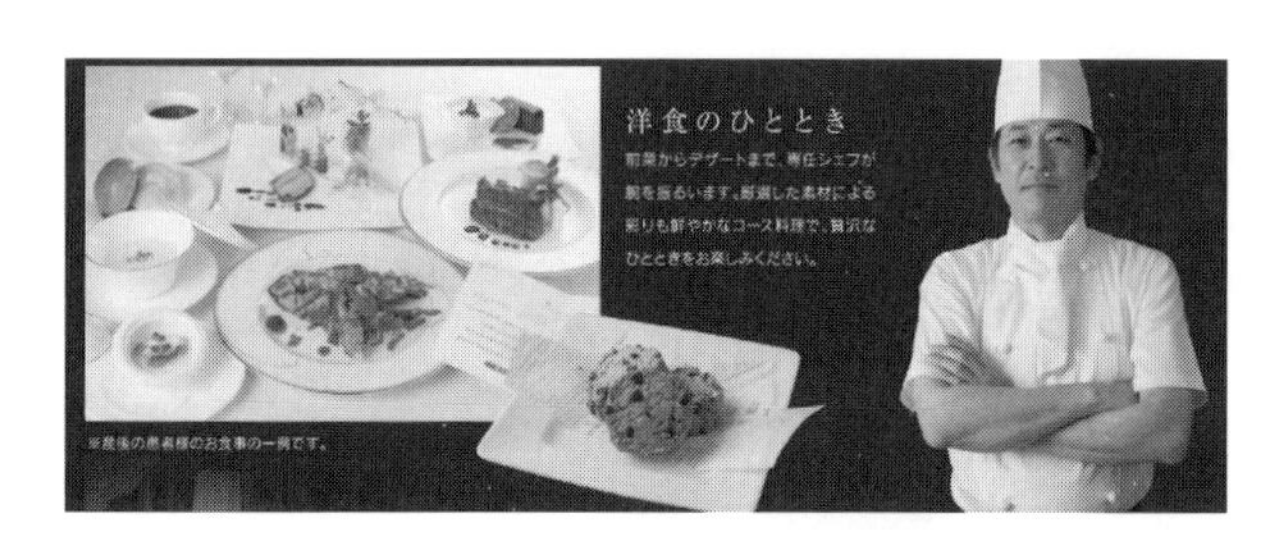


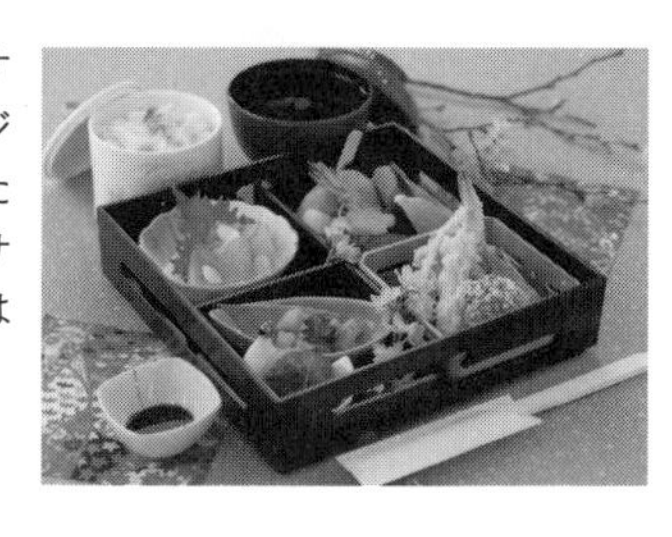

上：おいしい病院食をＰＲする慈恵病院のホームページ
下：和食も素材にこだわったおいしい寿司などがルームサービスで提供される。写真は「春のお花見弁当」

そして圧巻は、30種類ほどの料理の写真である。掲載されているのは、寿司、アユの塩焼き、本格的なビーフシチュー、活きオマール海老料理などおいしそうな肉料理や魚料理が満載で、どれもがちょっとした料理屋で出てくるような、こだわりのメニューの写真ばかりである。

慈恵病院と似たような紹介記事は全国各地の産婦人科病院にみられ、中には、食事の充実のために引きぬいてきたベテランシェフ全員の写真を入れたり、その地区でかなり著名な料理教室の先生や、フレンチを得意とするホテル勤務経験のあるベテランシェフが料理をしたりしていることを紹介している病院もある。あちこちの産婦人科のホームページ見ていると、その食事紹介記事は高級レストランや料亭のメニューと遜色ないものが多くみられ、病院であっても、できるなら食べに行ってみたい、と思うほどである。

このように、産婦人科では当たり前になりつつある「おいしい料理を供給する」ということが、実は普通の病院でも起こりはじめている。産婦人科の有無に関係なく、「当病院のお食事」の紹介記事が掲載されている病院のホームページはそれなりに見ることができるのだ。さらに「病院食」を健康食として考えて、ヘルシーでおいしいレシピを紹介した単行本も多数発行されている。この後の章では、そうしたレシピ本の著者の1人で、元せんぽ東京高輪病院の管理栄養士・足立香代子先生を紹介させていただくが、彼女は病院食をおいしく供給することが患者さんの快復および疾病の予防につながるということを日本で最初に実行に移した1人である。

こうしたことから見えてくるのは、単においしいから患者さんが喜ぶ、ということではなく、患者さんの快復にも大きくつながっていることが明らかになっている要素がある。そしてこの事実は、患者さんの快復促進と新しい食産業の創出につながることを意味しているのだ。

## 管理栄養士に教えられた、病院食をおいしくすることの意義

私は大学を卒業してすぐ、愛知県豊明市にある名古屋保健衛生大学（現藤田保健衛生大学）に就職した。この大学の付属病院は設立当初からとても規模が大きく、現在では毎日3000名を超える外来患者がある。私はこの病院を併設した大学において、患者さんの種々の検査を担当する臨床検査技師の教育および研究に、33年間携わってきた。

病院の規模が大きいだけに、外来または入院患者で来院する多様な患者さんを院内で見かけたり、共同研究者の医師とともに患者さんに接したりする機会が多かった。

そんな患者さんの中には、脳血管疾患の後遺症の人、糖尿病性腎症で腎透析に来ている人、糖尿病性白内障、または網膜症で失明した人、さらには糖尿病が原因で足を切断された人など、日常生活に相当支障をきたしている人々を多く見かけた。

そのような環境で教育と研究を行っていた私自身は、運動不足と暴飲暴食が原因で、身長は160センチであるが体重は60キロ以上あり、血糖、中性脂肪、コレステロール、血圧などすべての血液検査値が異常であった。この状態を放っておけば、糖尿病、心筋梗塞、脳梗塞のような循環器系疾患を発症することは、自分の有する知識のみで明らかに予測された。しかし、毎日院内で見かける患者さんには申しわけないが、前述の患者さんと同じ姿にはなりたくないとの思いが強く働いていた。そんな強い思いは、結果として私を非常にまじめな患者の1人とさせた。すなわち、毎月血液検査を受け、薬を処方どおりに服用し、さらに、体重コントロールを目的として、顧問を務めていた剣道部の学生らと練習を行い、その基礎体力養成のために毎日軽いジョギングを続けた。その結果、体重は約10キロ減少し、血液検査値は一応すべて基準範囲内に収まった。

藤田保健衛生大学に在職中はそうした生活を送って健康の維持を図っていたし、この方法しかないと考えていた。そして、現在の鈴鹿医療科学大学に赴任して1年くらい過ぎたときに、管理栄養士の野呂晶子先生から「先生はいつ見てもお元気そうですね」と声を掛けられた。この言葉に対し私はすかさず「とんでもありません、私が元気そうに見えるのは薬を真面目に飲んで、毎日運動を行っているからそう見えるだけです。もし何もしなかったら血圧、血糖、中性脂肪、コレステロール、尿酸、γ（ガンマ）GTのすべての値が悪く、私の親父が死んだ77歳までも生きられない体ですよ」と返事をしたところ、その教員は直ちに「先生、その値はすべて食事から来ていますよ」と明言された。

この言葉に、私はかなりムッとし、「そんなこと分かっていますよ」と回答した。なぜなら、これらの検査値とその異常が引き起こす疾患は全て生活習慣に依存し、食生活が大きく影響していることを私自身が講義で学生に教えていたし、誰かに指摘されなくても自分はよく知っていると確信していたからであった。

私の回答に対して野呂先生は、「先生はお医者さんと一緒で、頭で理解していらしても、食事が本当にどのように影響するかをご存じない」とはっきり切り返され、さらに「先生のご存知のお医者さんに糖尿病の方がいらっしゃるのではないですか。そのお医者さんだって糖尿病と食生活の関係ぐらいは非常に重要だとよくご存知のはずですよ」と続けたのだ。確かに自分の思い浮かべることのできる名医として評判の高い医師に糖尿病の人がいたので、この指摘には正直なところ参った。実際、藤田保健衛生大学在職中の私の主治医であった教授も立派な高脂血症（こうしけっしょう）と糖尿病で、その治療は運動と薬が中心であった。

この指摘を受けて議論の末、私は妻の協力を得て管理栄養士の野呂先生に教授された「おいしい減塩食」と野菜を多く摂取する徹底した食生活を開始したのだが、開始後半年ほどした頃には、薬を飲むと低血圧になるほど血圧が正常化してしまった。いまでも外食しない日の家庭の食事は、食塩は1日6グラム前後、野菜は400グラム近くになっていると管理栄養士が計算してくれた。そして、血圧の薬はここ数年まったく服用しておらず、ときどき血圧測定を行ってみても異常であったことはない。改めてこの食生活改善を私に教授してくれた野呂先生に感謝するとともに、もしこうした管理栄養士が、世間一般の人たちに対して私に行ったような指導ができる社会体制が整えられたら、日本の医療費は簡単に相当な額の抑制が可能だと確信した。

私に大きな影響を与えた野呂先生は、大学の教員になるまで、鈴鹿中央総合病院に管理栄養士として勤務していた。彼女がこの病院で働いていたときに、本書でも紹介する、現在は藤田保健衛生大学教授の東口髙志（ひがしぐちたかし）先生が日本で最初の「NST」を鈴鹿中央総合病院で行ったのだ。彼女がそのメンバーの1人としてNSTに参画していたことがあとからわかり、私に命令的とも言えるほど強い調子で食生活の重要性を説いた自信の根源が理解できた。

ところで、NSTとは栄養サポートチーム（Nutrition Support Team）の略称である。患者さんの栄養状態がその病状に大きく影響していると判断されるときに、院内の職

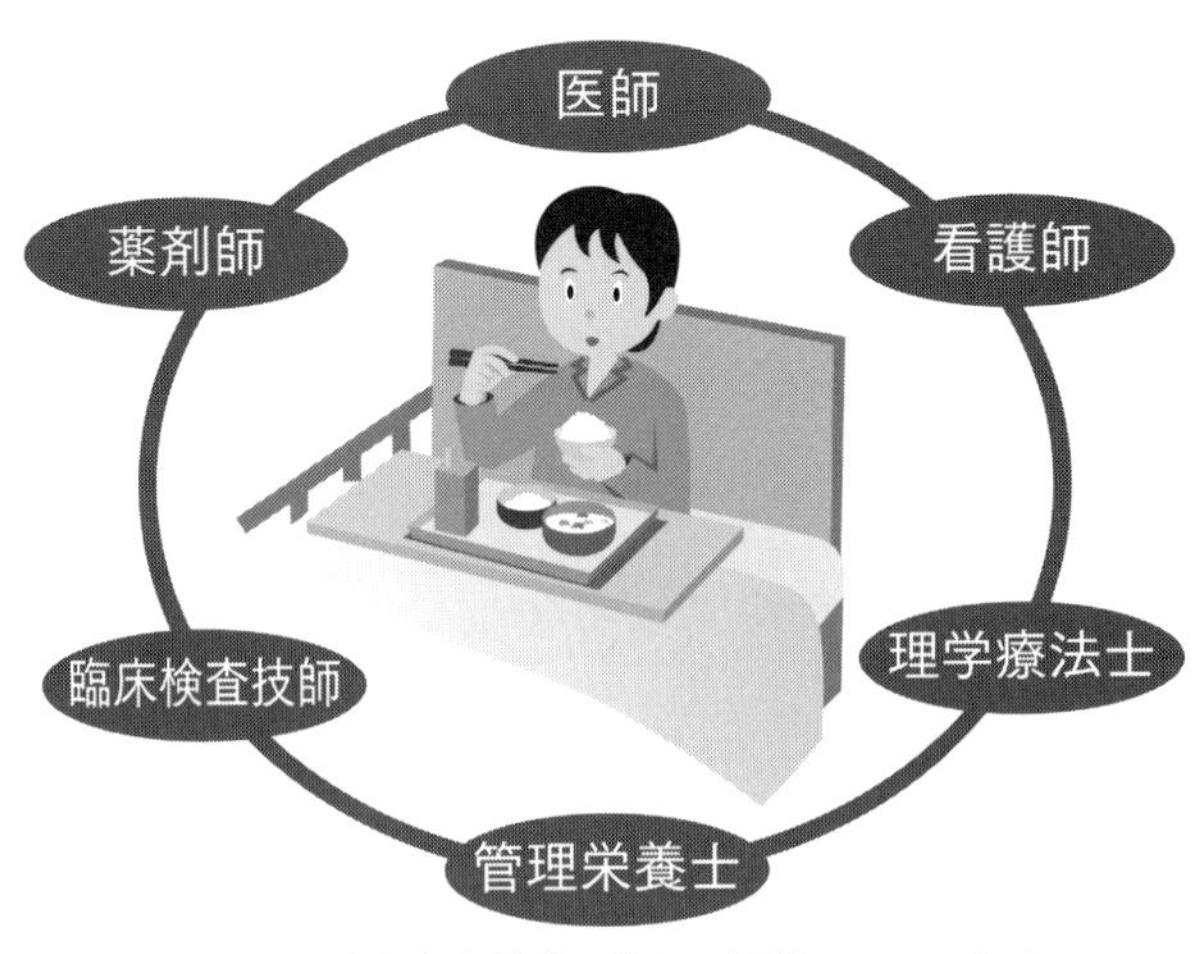


NSTは入院患者を栄養で支える医療チームである

種の壁を越え、医師、管理栄養士、看護師、薬剤師、臨床検査技師、理学療法士などの多職種がチームを組んで栄養管理を、患者個々人の疾患状態に応じて実施することである。

## おいしくなければならない病院食

ＮＳＴが日本で最初に導入されたのは鈴鹿中央総合病院であったので、野呂先生とは栄養治療の成果の確かさと重要性をすでに体験していたのであった。その経験に基づく自信による説得が、私の食生活を大きく変化させる要因となった。それ以降、野呂先生とは病院食と健康について話す機会が多くなったが、彼女が教えてくれた、以下のような出来事が本書の本題につながっている。

NSTを開始する前から、「病院食はまずい」という問題は絶えず管理栄養士としての彼女の悩みの種であった。管理栄養士が必要な栄養バランスを考えて作ったメニューを患者さんが完食してくれれば、必要なエネルギーや栄養素が摂取できるので、治療食としての効果を発揮できる。しかし、病状によってはただでさえ食欲が大きく減退している患者さんに完食してもらうのは容易ではない。さらには、患者さんの状態に対応して作られたメニュー食は一般的においしいといえるものではなく、それゆえに患者さんが食べてくれない、という悪循環が起きているということを、いまでもよく耳にする。

この問題を解決するために野呂先生が取った行動は、病院長に掛け合って腕利きの調理師を名古屋から連れてくるということであった。つまり、彼女は食事改善のために、病院食に徹底介入をしたのである。その結果、「鈴鹿中央総合病院の病院食はおいしい」と評判になり、メディアも取り上げるところとなったのだ。

この出来事は、私が藤田保健衛生大学の在職中に起こったことであるが、当時の藤田啓介理事長が、「本学の病院食も、患者さんの喜ぶ食事にしなさい」という命令を出し栄養部が大騒ぎをしていたのをよく覚えている。私を含めた多くの人の病気予防に役立っている野呂先生の「減塩10カ条」は、この頃にその原型が作られたそうである。

ここで彼女が強調していたのは、病院食をおいしくすることで患者さんの喫食率が向上し、そのことが病気の治療成績に大きく結び付いていたという事実である。すなわち、患者さんが必要な栄養素を摂取できれば、病状の改善に大きく役立つ。

そもそも必要な栄養素を患者さんに供給しようとするとき、体への栄養素の供給という点だけに集中するならば、なにも食事をおいしくして供給しなくても、栄養剤を経腸栄養、中心静脈栄養などの手段で輸液として与えればよいということになるが、最近は少し事情が変わってきている。

おいしくすることの具体的な成果は、のちの章の管理栄養士さんの具体的な活躍記事に譲るが、中心静脈栄養や胃瘻（いろう）といった、経口（けいこう）ではない栄養補給よりも、食事としておいしく栄養素を供給することの重要性が、脳神経科学的にも明らかにされてきていることである。実際に東口先生のＮＳＴチームの管理栄養士さんたちは、患者さんに「おいしい」と言ってもらえる食事を提供することに大きなエネルギーを注いでいるそうである。その理由は、「おいしい」という患者さんの一言が発せられると、その患者さんは快方に向かっていくことが多く、自分たちも仕事のやりがいを強く意識できるからと聞いた。ＮＳＴのリーダーである東口先生も、「口から食べて食物の味を感じる」ことの重要性を絶えず主張している。

おいしい病院食や健康食の供給を必要だと考えている病院や施設は急増しつつあるが、まだ本当にその要求に応えられるだけの食事メニューや、食品の種類、供給する側の病院や施設の体制が整っていない。ましてや、一般消費者で病気、高齢、障害といった問題に直接関係のない人にとってはおいしい病院食などと言っても興味の薄い世界である。そして、若干奇異に感じられるが、大きな問題は、医療職の中心的存在である医師が、患者さんの食の問題に対して一般的に関心が薄いことである。特に自身で経験的に編み出した治療法を持っており、その分野の名医と言われる医師ほど、食の問題をあまり重視しない人が多いように感じている。

NSTに参画し活躍している私の多くの教え子たちから聞こえてくる1つの共通事項は、「患者さんが食事をおいしく食べはじめると元気になる」という表現である。この見方に対して「元気になったからこそおいしく食べられる」のであって「元気になることが先だ」との考え方をする医師は現在なお少なくない。これは「鶏と卵」の論争のように見えなくもないが、私がNSTの現場で集めた情報では、答えは明白に「食べられれば元気になる」と考えるほうが自然であると感じている。この事実を示している実例として、私の大学の管理栄養士である堀田千津子先生が多発性骨髄腫で治療を受けていたときの経験談を紹介させていただきたい。

彼女は通常では考えられないような軽い運動で骨折し、病院で検査を受けたところ、「多発性骨髄腫」で、何もしなければ半年から1年の余命と診断された。近くの大学病院で自分自身の骨髄細胞を増殖させ移植をする手術を受けたが、闘病生活が始まったあとは必ずしも順調な快復ではなく、体力、気力ともにどんどんと失せて本当に苦しい日々が続いていた。そんなある日、夕食を配膳してくれた看護師さんが「ハイお夕飯です。でも多分食欲がないでしょうから無理して食べなくてもいいですよ。食べられなければ全部点滴で補ってあげますから」と言って夕飯を置いていったという。

看護師さんのこの言葉は彼女に大きくのしかかった。日頃学生に教えている「口から食べることの重要性」を改めて思い起こし、「このままでは私はダメになってしまう、何か口から食べよう」と考えた。しかし何を思い浮かべても食べたいと感じるものがない中で、「コンソメスープだったら食べられるかもしれない」と思い立ち、栄養部に依頼してコンソメスープを作ってきてもらったそうである。そのスープを口にした瞬間、五臓六腑に沁み渡り、まさに生き返ったような心地がした。そこで、その翌朝はパンをコンソメスープに浸して食べたり、そのほかの惣菜などをコンソメ味にして食べたりした。このように少しずつではあってもコンソメ味で口から食べるということが、彼女を急速に元気にし始めてどんどん快復へ向かわせた。現在彼女は教職に復帰し、退院から2年近く経過しているが、つい最近の検査で再発も認められず頑張っており、自分の体験を学生にも熱く語っている。

これは単なる一例報告ではなく、多くのNSTに参画している医療スタッフが認める現象である。すなわち、口からおいしく食べることができれば、その食べられた食事は単なる栄養補給以上の力を有することを示しているのではないか。

## 洋の東西を問わず訴えられている食の健康におよぼす影響

ここで食事と予防医学の関係について、歴史的側面から考えてみたい。

中国の「周礼（しゅらい）」という法律・官職に関する書物のうち、「天官冢宰第一（てんかんちょうさいだいいち）」の項に種々の職業の定義付けがなされた記述がある。その中に病を食で癒す「食医」、薬で癒す「疾医」、手術などで癒す「傷医」そして獣の病を癒す「獣医」に関する記載があるが、ここでは「食医」が1番上位にある。実際に中国独自の中医学における治療法の1つとして薬膳が発達し、その薬膳はいまも中医学ではその療法として用いられている。

「医食同源」の語源とされている漢方の「薬食同源」という言葉は、「命の根幹は食にあり、食を誤れば病となり、食が正しければ病を癒やすことができるかまたは防げる」という概念で構成されている。すなわち、食事そのものがある意味での薬を飲むことと同じであるとの考え方である。

食を用いての医療、という考えは東洋医学に限られたものではない。西洋医学の祖と呼ばれているヒポクラテスも、食が健康に関与する重要性に関しては「汝の食事を薬とし、汝の薬は食事とせよ」といっており、「薬食同源」とまったく同じ考え方を主張している。このように洋の東西を問わず医療の根源に「食の重要性」が指摘され

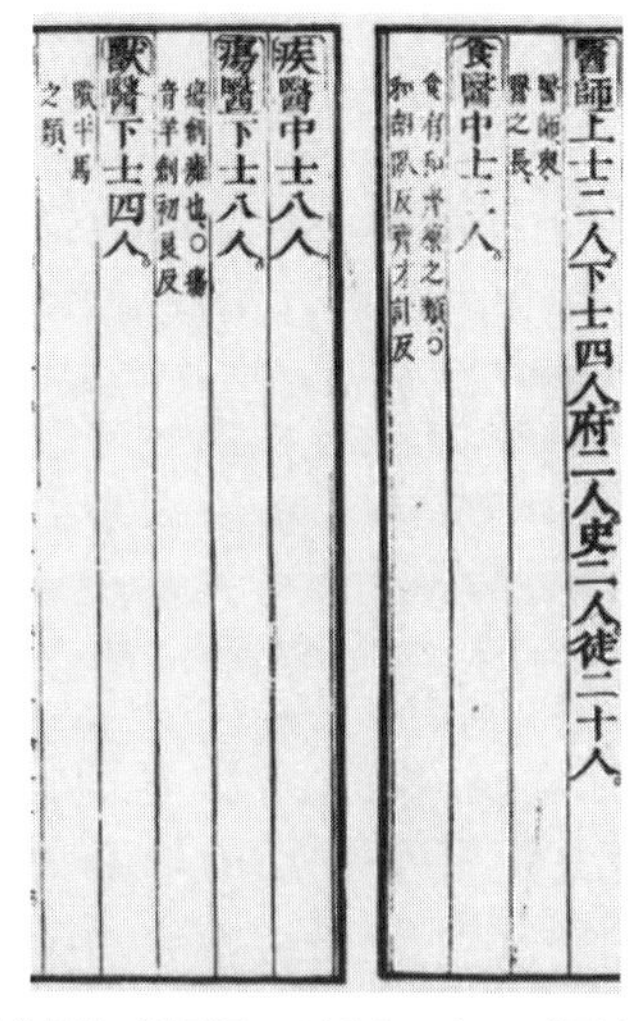
醫師上士二人下士四人府二人史二人徒二十人
醫師衆醫之長
食醫中士二人
食有和齊藥之類○和胡臥反齊才細反
疾醫中士八人
瘍醫下士八人
瘍創癰也○瘍音羊創初良反
獸醫下士四人
獸牛馬之類

「周礼」では「食医」が医師の１番上にある（国会図書館蔵）

てきた歴史的経緯がある。

食が健康におよぼす重要性は、現象としてはこのように全世界的に認識されており、それなりの食養生的なことは、各国や特定の地方の伝統的風習、医療の中で現在でも伝えられてきている。しかし、そのような食が健康におよぼす影響の科学的解明は、近代までほとんどなされていなかった。ところが20世紀に入ってから、それまで原因不明の重篤な疾患であった脚気（かっけ）、壊血（かいけつ）病（びょう）、夜盲症（やもうしょう）、ペラグラ、くる病、悪性貧血などが食品中に含まれる微量物質ビタミンによって劇的に快復することが明らかにされはじめた。

たとえば、国内の脚気による死亡者の数は、1930年代まで毎年2万人前後に及んでおり、その原因は不明であった。精白米を十分に食することのできる上流階級の皇族、将軍家からもかつては多くの死者がでていたし、日露戦争のときには力一杯戦えるようにと精白米を食べさせられた陸軍の兵士の多くも脚気で死んでしまった悲劇も記録に残されている。風土病あるいは伝染病として恐れられていた脚気が、実は食品中に含まれる微量のビタミンで完全に治療、または防げることが明らかにされた事実は、医学界に対して大きな衝撃を与えた。

ビタミン$B_1$だけではなく、微量栄養素としてのビタミンが次々と発見され、化学構造とその作用機構が明らかにされたことは、食品中に含まれる化学物質としての栄養素の認識を医学界に大きく浸透させた。そしてこの栄養学は、ビタミンのみにとどまらず、タンパク質、脂質、糖質、ミネラルといった5大栄養素に大きく展開されていった。これら栄養素の化学的分析手段および体内における動態の分析手段は急速に発展し、その働きを分子レベルで解明する医化学（生化学）によって、栄養学を含む大きな学問体系が確立した。このようにして私たちの食べた物がどのように体内で利用され、そのことがどのように私たちの体を支えているかのおおよその姿を化学反応的に説明できるようになった。言い換えれば、食品としての健康に対する効果が、栄養素という特定の化学物質の効果としてとらえられるようになったのである。

第2次世界大戦が終了してしばらくは、ビタミンやそのほかの栄養素の生命活動における働きを解明する研究が、医化学の分野の中心的研究課題であった。当時の日本における極端な食糧不足から発生した栄養障害には、明らかにビタミンなどの栄養素不足に起因すると推測される健康不良状態があった。その不足を補うためのビタミン$B_1$など特定のビタミンまたはその誘導体やオルニチン、アスパラギン酸といったアミノ酸などが栄養剤として昭和30年代に次々と開発され、大衆薬の王座を占めていった。多くのビジネスマンがこうした特定の栄養素のドリンク剤を服用することによって、当時の食生活では不足しがちであった栄養素の補給に役立て「モーレツ社員」として毎日頑張っていたのである。昭和30年代に入って脚気による死亡者がようやくゼロになったことが、その事実を裏付けている。

この頃に始まった、ビタミンなどを主剤とした特定の栄養素を摂取する習慣は、現在でも多くの人がビタミン入りドリンクを「元気の素」として愛用している現実につながっている。しかしこのように食品ではなく、栄養素という化学物質に作用を期待する社会的状況は別の問題を引き起こしてきた。つまり、栄養素はそれだけを摂取しさえすれば健康維持には十分であるとの概念を、医療職者を含めたすべての人々に植え付けた点である。言い換えれば、栄養素摂取のための「食事をする」行為が持っている効果が忘れ去られ、軽視される風潮を生み出してしまったことである。この「食べる行為の軽視」の風潮は、中心静脈栄養による治療法が導入されてから医療現場においては一層強い概念となっていった。

## 強く訴えたい、おいしい病院食の必要性

以上のように、20世紀後半に入って栄養素とその働きのほぼ全容が科学的に明らかにされ、健康維持における栄養学の重要性は、国民の誰しもが義務教育で学習する事項となった。その一方で、19世紀後半から現在まで、目まぐるしく進歩発展を続けてきた近代生命科学領域全般も「食べる行為」の重要性を軽視する社会的環境が作ることに働いた。最近の生命科学の現場では、人の全遺伝子の構造が解明され、遺伝子レベルでの生命現象の説明がそれなりにできるようになってきている。さらにこの生命科学は、医療においては抗生物質をはじめとする種々の化学的治療薬の創生、iPS細胞などを用いての再生医療、遺伝子を変化させる遺伝子治療や人間の手先より細かい手術ができるロボットの開発など、きわめて高度なことが最前線で実施されている。こうした最先端の医療を含めた生命科学は、目を見張るような成果を挙げているのは

事実であるが、「食べる行為」の重要性を忘れさせる一面ともなっている。

また、1960年代後半に米国で開発された先述の中心静脈栄養療法が導入されるまでは、いわゆる腕などの静脈から点滴で栄養補給を行うことしかできなかった。しかしこの方法では人間が1日に必要とする栄養素を補給することができない。なぜなら私たちの体は、5大栄養素のうち、エネルギー源として糖質を大量に必要としているが、通常輸液に用いられる糖質はブドウ糖と称するグルコースである。ところが高濃度のグルコースを腕などの末梢静脈へ多量に注入すると種々の重篤な障害を発生させ、その状態を継続させれば多くは死に至る。したがって、生命維持に必要なだけのエネルギーを腕の静脈から十分供給することはできないのである。このことは、大手術などで患者さんが消化管から栄養摂取ができない場合、十分な栄養補給ができないために極度な栄養失調状態に陥り、それが原因で、たとえ手術は成功しても死亡するようなことが起こってしまうのである。

この問題を解決したのが中心静脈栄養療法である。高濃度のグルコースなどを含む高カロリー輸液を、鎖骨下静脈や内頸静脈などのような太い静脈に直接輸液することで、腕などの静脈では不可能だったエネルギー補給が可能となった。この方法により、いまでは患者さんが何も食べられなくても1年以上栄養補給を可能としている。

以上のように、栄養は食品としてよりも化学物質としての供給で確保できるということが明らかにされてきたことが、栄養学は過去の学問的遺物のように扱われる一因ともなり、医療現場において「食べることの重要性」に関する認識の欠如を生み出した。この傾向は日本の医学教育にいまでも大きく表れている。日本の大学の医学部には「栄養学講座」として独立させた研究室を有している大学がほとんどないのが現実である。難関の入試を突破し、先端医療に携わり将来を嘱望されている素晴らしい医師の卵でも、自分の患者の栄養状態を注意しない医師がいる。そんな現実の引き起こす悲劇は、あとの章に出てくる足立香代子先生や東口先生の発言の中に読み取ることができる。

だからこそ、健康食品ではない「真の意味での健康食としておいしい食事」が開発されなければならない大きな社会的必要性が隠れているのではないか。平成21年の国民健康・栄養調査の報告書では、やせ形から肥満者まで、体型別に「メタボリックシンドロームの予防や改善のための食事や運動の実践状況の割合」の調査を行っていて、このうちの「肥満者」（BMI≧25）は、食、運動などの何らかの対策を講ずる必要のある対象者である。肥満者が今後の対策を講じる意思についての調査結果によれば、男女ともに20％未満がすでに何らかの対策を行っているが、残りの80％弱が「するつもりがあり、頑張ればできる。またはするつもりはあるが、自信がない」となっている。すなわち、健康のために何かをしよう、というやる気はあるものの できていないのである。何とかしなければと思っていても、行動に移せていない人が非常に多いことを示している。

なぜこのようなことが起こっているのか。大きな要因の1つとして、彼らのための運動または食の環境が整っていないことが考えられる。実際に肥満者がファミリーレストランなどへ出かけて自分に適したメニューを選択しようとしても、低カロリーでおいしい食事メニューがないのが現実である。そんなとき、量を少なく食べるという実践方法もあるが、同じお金を払って全部食べないというのは、どうしても損をしたという感情と、料理を作った人に対して失礼だという感情がぬぐえないから簡単にできることではない。

特に2025年からは、いわゆる団塊の世代が後期高齢者に入り出すので、今後の医療費の抑制は喫緊の課題である。国も医療技術のさらなる発展と医療体制の大きな変革でこの問題に真剣に取り組み種々の政策を立てている。食事が健康におよぼす効果を上手に活かせば、病気になる人を減少させる成果を挙げられることは最近の多くの研究と実践から明らかであるが、医療の最前線では必ずしも食の問題は重要視されていない。

## ビジネスチャンスとしてのおいしい健康食

食事が健康におよぼす効果をうまく取り入れることに目を向けない日本の健康政策はまさに「鹿を追う者は山を見ず」の諺を地で行くようである。健康を損ねて特殊な食事をしなければならない多くの人たちに適した食環境と食事を適切に供給することには、大きな未来がある。昨今いくつかの医療現場、施設などで医療食がどんどんおいしくなり始めているが、この現実を調べていて「病院や施設の食事をおいしく、食べやすくしていくことが患者さんや高齢者の健康状態に大きな影響を与え、新しい食産業の活性化につながる」ということは明らかである。この社会的必要性に多くの消費者、企業が気付きはじめれば大きなビジネスチャンスに膨れ上がることも間違いない。

本書では、病院食をおいしくすることに尽力し、その食材を自社が開いた銀座のカフェレストランで提供している企業、日清医療食品のことも紹介しているが、おいしい健康食はまさに時代が要求している大きな分野である。実際に種々の企業が管理栄養士の指導下に、健康を意識しカロリーや栄養バランスを変化させた弁当の配送などを行っており、売上を伸ばしている。

一方、2015年4月から食品表示法の改正に伴い、機能性表示食品制度が施行された。この制度に関しては消費者団体等からの強い批判もあるなかで、着実に消費者庁への届出数が増加している。2017年2月16日現在で715品目の届出があり、そのうちの410品目が、生鮮食品としてのミカンやもやし5品目を含むいわゆる一般食品である。

この制度の大きな目的の1つは、錠剤カプセル型のいわゆるサプリメントと称する商品の販売の正常化にあったが、制度が施行されて結果として大きく販売を伸ばしているのは、「体脂肪を減らす」「お腹の調子を整える」「血糖の上昇を穏やかにする」などの機能を表記した一般食品である。

そうした機能性表示食品を販売している企業のホームページには、その商品を用いたおいしそうなレシピがいくつも紹介されている。私は実際に作られたメニューを食べてみたことがあるが、大変おいしかった。私が理事を務める日本薬膳学会（高木久代理事長）でも、健康機能を明記した食材を用いて薬膳を模したメニュー「健美和膳（けんびわぜん）」を、銀座のレストランで提供している。まさにおいしい健康食メニューが、時代に求められているのである。

食生活を変化させれば、健康状態をよくしたり、病気になりにくくしたり、病気からの快復を促進できることは、本書の第2部をお読みいただければ明確に理解いただけると確信している。

いまの日本で大きく欠けているのは、必要な人が必要な食生活ができる環境とその素材の供給である。そのような環境提供の場として、レストランや弁当産業の整備は非常に重要であり、多くの健康上の悩みを抱えた人々の大きな救いでもある。そして、素材としての一般食品形態の機能性表示食品や特定保健用食品（トクホ）の供給も期待される。これらの産業の活性化による市場規模は非常に大きいと考えている。

本書ではそうしたことを、医療のお世話を受けている人やその身近な人、これから医療の世話になる人、そして何より医療現場で働いている人や、食を提供する立場の人々に伝えたい。

# 第2部

## インタビュー　病院食を変革する人々

# 栄養の力は、がん患者をも治す
## ——NST導入に尽力した医師が描く医療の未来

東口髙志さん（藤田保健衛生大学教授）

（ひがしぐち・たかし）

1957年生まれ。1981年三重大学医学部卒業、三重大学医学部第一外科入局。1987年三重大学大学院医学研究科修了。1990年米国オハイオ州シンシナティ大学外科学講座リサーチフェロー。その後、三重大学医学部第一外科講師、鈴鹿中央総合病院外科医長、尾鷲総合病院外科・手術室部長、同院副院長などを経て、2003年より藤田保健衛生大学医学部外科・緩和医療学講座教授。日本静脈経腸栄養学会理事長。日本緩和医療学会理事。1998年日本初の全科型栄養サポートチーム（NST）を設立。現在、全国約1600の医療施設でNSTが稼働している。

著書に『「がん」では死なない「がん患者」』、編著に『実践！臨床栄養』『NSTが病院を変えた！』などがある。

## 日本に初めてＮＳＴを導入した医師

正月明けのＳＮＳには、「おせちが出た」「鯛が乗っていた」「雑煮が出た」などというつぶやきが、写真とともに並んでいた。いずれの投稿者も「病院食なのに驚いた」と感想を述べ、つぶやきの閲覧者も同じようなコメントを残している。最近の病院食は、どうやらこれまでと違うらしい。そしてこの変化は、正月というイベントだから特別にというわけではないようだ。

かつて病院食といえば、冷たくてまずいものが一般的だった。入院患者は、病院という非日常の環境に置かれた自分を治療のためと慰めながら、貧相な食事でも受け入れていた。しかし近年、どうやらその傾向に変化が起こっているらしい。

病院食が、冷たくまずいものから、温かくおいしいものへと変わろうとしているのは、患者へのサービスを向上させようという経営上の判断だけではない。医療における食の重要性に改めて注目が集まってきているからだという。

医師、看護師だけではなく、薬剤師や管理栄養士までが加わり、一丸となって患者の治療に当たる栄養サポートチーム（ＮＳＴ、Nutrition Support Team）というシステムがある。病気の治療を栄養面からもサポートする取り組みだ。職種の壁を越えチームを組み、患者個人の症例や疾患に応じて、適切に栄養管理を実施する。ＮＳＴは、１９６０年代の中心静脈栄養の開発普及とともに誕生し、欧米を中心に世界各地に広がった。しかし、日本ではその普及は容易でなく、２００６年４月の診療報酬改定により、ようやく多くの病院でＮＳＴが立ち上がることとなった。

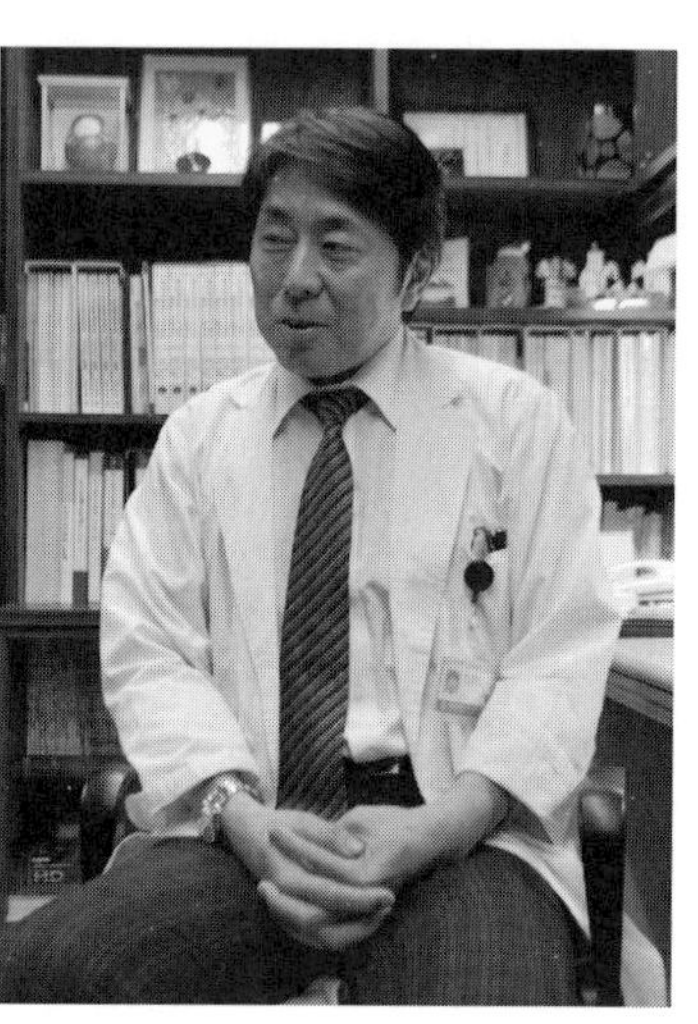

東口さんの研究室で。初めてＮＳＴを導入した苦労などを語ってくださった

その診療報酬改定に尽力した医師が愛知県豊明市にいる。藤田保健衛生大学医学部、外科・緩和医療学講座教授の東口髙志さんだ。アメリカでＮＳＴを学び、それをいち早く日本に導入した東口さんに話を聞いた。

「今日はほかの病院のスタッフがＮＳＴチームの見学に来ていて、お待たせしてしまってすみません」

白衣の裾をはためかせながら部屋に入ってきた東口さんは、そう言いながら我々の前に座った。東口さんのこれまでの活動を評する際、「ＮＳＴ導入のために闘ってきた医師」と表現する人が多い。目の前で穏やかな笑みを浮かべる東口さんからはそのような激しさは想像できないが、これまでの概念を打ち砕くために尽力し続ける強い信念のようなものが感じられた。

医師、看護師、薬剤師、管理栄養士までもが一丸となって患者を支えるチーム医療の最先端を走る東口さんのもとには、他病院からの視察希望者があとを絶たない。東口さんは、ＮＳＴの第一人者として、大学での講義、附属病院での診療を行う傍ら、そのような他病院の医療スタッフたちの視察を受け入れ、治療の一環としての食の重要性を広めている。

いまでは多くの病院で採用されているNSTだが、最初の頃は逆風がとても強かったという。

食で病気が治るはずがない。

これは、東口さんが、ほかの医師から何度もぶつけられてきた言葉だ。

医食同源の東洋的な医学から、西洋医学への転換を図ってきた現代医療が、食を治療の一部に取り入れるという、一見すると医術のあと戻りともとれる考えを受け入れるのは容易ではない。それに加えて、世の中には、「○○を食べるとがんが治る」「○○はアトピーに効果がある」などの根拠のない情報もあふれている。臨床で患者の治療に心血を注いでいる医師にとって、食の改善で治療成績が上がるはずだという東口さんの提案は、馬鹿げたものに見えたのかもしれない。東口さんは、そのような抵抗勢力とどのように闘ってきたのだろうか。

「いまでも、なかなか信じてくれない医師はいます」

ゆったりと椅子に腰掛けながら、穏やかな口調で話す。

「だから、実績を積み重ね、病院食を改善することでこれだけ予後がよくなりますとか、入院日数がこれだけ減りますという結果を、きちんと数値データで提示したのです。それに、政府に働きかけ、診療報酬の中に、NST加算という制度を取り入れてもらいました。NST導入にはこれだけメリットがあるとわかれば、取り入れる病院も増えていきます」

東口さんの栄養への関心は、医師になって程なくしてからはじまった。

医者になったのは1981年。当時も疾患別メニューは存在した。しかし、治療食とは名ばかりのただの給食だったと東口さんは当時を振り返る。その中でも、食べると元気になる患者がいることに気が付いていた。食べることで体力が付き、免疫力が上がり、そして治療効果も上がり退院していく。いくら十分な栄養をチューブで与えていても、口から食べることにはかなわないと感じたという。

栄養をチューブで与える方法にはいくつかあるが、1968年に、アメリカの外科医スタンリー・ダドリックが開発した高カロリー輸液がその先駆けだ。TPN（完全静脈栄養）といわれる輸液には、体に必須の栄養素である糖質、アミノ酸がバランスよく含まれ、さらにビタミンや微量元素が加えられている。経口摂取ができない患者でも、この輸液があれば延命できる。この高カロリー輸液を使う方法として、中心静脈栄養法が考え出された。通常の点滴は前腕の静脈などから行うが、点滴ではあまり高カロリーのものを入れることができない。というのも、前腕の静脈のように細い血管では、高カロリーの液体に耐えられず、すぐに静脈炎を起こしてしまうからだ。当然、輸液を点滴する際に強い痛みが起こる。そこで細いカテーテルの先端が心臓近くの太い静脈に達するように挿入し、このカテーテルから点滴をする方法が中心静脈栄養法だ。太い静脈を経由することで、より多くの栄養成分を含んだ点滴を体内に入れることができる。これは、消化管の手術で腸管を休めなければいけない患者や、小児患者に特にメリットがあり、たくさんの人を助けられるようになった。

しかし、中心静脈栄養にも欠点がある。いくら太い静脈とはいえ、血管からすべての栄養を摂取し続けるには限界がある。また、血管の中に管を入れることで、感染症になる可能性も高まる。免疫力が落ちた患者では、感染症は死につながる。

それに、腸管を使わない時間が長く続けば、食べる機能そのものが衰えていく。

そんな中で考えられたのが、NASAで開発された経腸栄養だ。無駄を削ぎ落とし、吸収率を高めた流動食は、腸でほとんどすべて吸収される。便ができないということは、限られた空間で生活しなければならない宇宙での滞在にふさわしい。その技術が、やがて医療現場に応用されるようになったのだ。

経腸栄養は、嚥下などが困難なときに鼻から、その困難な状態が通常半年以上におよぶときに腹壁から胃に直接チューブを挿して胃瘻を作り、そこから流動食や水分を補給する方法だ。

医療現場、特に高齢者の病棟では、誤嚥性肺炎が怖い。食べ物や飲み物を飲み込む動作を「嚥下」というが、筋力が低下する高齢になると、この動作が正しく働かない。

嚥下がうまくいかず、食べ物や飲み物、胃液などが誤って気管や気管支内に入るのが「誤嚥」だ。若い世代でも誤嚥は起こりうるが、むせたり咳き込んだりすることで、自ら排出することができる。高齢者など筋力が低下している人では、排出が困難になることが多く、唾液とともに気管に入り込んだ細菌などの影響で肺炎を引き起こす。高齢者にとっては、肺炎は致命的になりうる。実際、肺炎で死亡する人の94％は75歳以上であるという統計データもある。そのため、経腸栄養が普及すればするほど、それが万能の技術のようになり、リスクを冒してまで無理して食べさせなくてもいいだろうという流れになった。

しかし東口さんは、この中心静脈栄養や経腸栄養に頼りすぎている医療に待ったをかける。

「もちろん、栄養的には十分に満たされています。食べられなくなって痩せて体力が落ちてしまった人には、まず最初に行うべき処置です。しかし、いつまでもそれを続けていてはいけない。人は本来、食べなければ生きていけません。口から食べることに越したことはないのです」

と力を込める。

「食べる」という行為そのものが、生きる意欲を引き出す。食べられなくなったからといって、食べることを諦めてはいけない。食べられることを目指すことは、生きる力にもつながる。

食は力だ。

東口さんと話していると、たびたび「食力（しょくりき）」というキーワードが飛び出す。

「滋養強壮の根源は食。そして、食は治療食であるべき」というのが東口さんのモットーだ。東口さんは、いまでも、病院食を検食（試食して味などを確かめること）するたびに、その言葉を現場の管理栄養士や調理師に伝えている。

「当時の病院食はおいしくなかった。ただの給食にしてもひどい。それを食べるのは体力の落ちた病気の患者さんなんですよ。僕は、相当文句を言いましたよ。調理場に押しかけていって、『まずい』ってはっきり言いました。あまりにも文句ばかり言っていたから、だいぶ嫌われてたんじゃないかな？　でも、食べることで五感に訴えるべきなのです。それが認知症防止にもつながる」

東口さんのこだわりはそこにある。何を、どこで、誰と食べるのか。どういう雰囲気で毎日食事をしているかが大事なのだという。病院は医療を提供する場で、食はおざなりにされがちだ。だが、食も治療の一環である。栄養について、もっと真剣に考える必要がある。ＮＳＴへとつながるこの考え方が、「食力」という言葉にも表れている。

## 栄養の力を信じて、研究・臨床を続けた日々

食が大事だというのは、病気になってからだけのことではない。食を大切にすることは、病気を未然に防ぐことにもつながる。東口さんは、三重大学附属病院を出てから赴任した鈴鹿中央総合病院では、医療の現場を離れて、患者の日々の生活にまで気

を配ったという。

「1人暮らしのお年寄りの家で、冷蔵庫開けてみたことありますか?」

東口さんが、ふいにそんな質問を投げかけてきた。

「高齢者、特に1人暮らしの高齢者は、食にあまり気を配らない人が多いんです。ご飯におかずを1品だけとか、漬物と味噌汁だけとか、質素で単調な食生活になりがちです。自分は年寄りだから、とか、もうそんなにたくさん食べられないからと言って、質素な食事になってしまう。動物性のタンパク質の摂取も少なくなる。そのうえ、賞味期限切れの調味料がたくさん並んでいたりする。食は命の根源を直接潤すもの。生きる糧なんです。食生活が乏しいと、病気にもなりやすく、生きる気力そのものが低下します。食べる環境が大切なんです。それを僕たちは『食力』と呼んで大事にしています」

食が細くなるだけではなく、核家族化などで1人暮らしや老齢夫婦だけの食卓になると、食を楽しむ気力すら失われ、それが健康状態の悪化にもつながると指摘する。

東口さんが食の大切さに気が付いたのは、25歳の頃。三重大学の医学部を卒業し、医局で忙しく働いていた頃だという。

「僕は外科でしたから、病気は切って治すのが当然だと思っていました。でも、がんをきれいに切除しても、入院中に弱って亡くなっていく方がいる。はたまた、手術すれば治るのに、栄養状態が悪くて手術すらできない人がいる。そういう患者さんを目にする中で、栄養に関心を持って、アミノ酸代謝について勉強するようになったんです」

栄養について勉強するようになった東口さんは、フィッシャー博士（J.E.Fischer）というアメリカ人医師の論文を大量に読んで、「フィッシャー比」のことを勉強した。フィッシャー比とは、分岐鎖アミノ酸（BCAA）のイソロイシン・ロイシン・バリンと、芳香族アミノ酸（AAA）のチロシン・フェニルアラニンの比（BCAA／AAA）のことで、肝臓の状態を知る指標の1つだ。肝臓の状態が悪くなると、芳香族アミノ酸が代謝できなくなり、この値が低下する。それを補うのが、アミノ酸調整剤だ。

「肝臓の状態が悪くなったらアミノ酸調整剤で補う。つまり食事なんですよ。僕はこれらを学んでいくうちに、成分・栄養別の食メニューに関心を持ちました。それで、彼に手紙を書いたんです」

1990年。東口さんは、当時シンシナティ大学で教鞭をとっていた、外科医フィッシャー博士の門を叩いた。東口さんは、当時のことを懐かしく振り返る。

「フィッシャー博士に手紙を書いて、僕はあなたの論文をたくさん読んで、フィッシャー比について勉強しています。これを医療現場でさらに活かす方法について考えています。僕は役に立ちます。だから雇って下さいってね」

この積極的な売り込みは功を奏し、東口さんは、アメリカのフィッシャー博士のもとで栄養学を臨床の現場で活かす方法を学ぶこととなる。

数年後日本に戻ってきた東口さんは、早速、病院の食の改善に取り組みはじめる。まず始めたのは、ただの給食だった病院食を、さらに充実した疾患に対応した成分・

栄養別の食事メニューに切り替えることだ。しかし、そのような疾患別メニューを病院食として提供するうちに、新たな問題が浮上してくる。

複数の疾患に罹患している患者には何を出すか？　という問いだ。

疾患別のメニューを組み合わせても、罹患している疾患すべてに対応することはできない。しかし、その問いに答えられる人もいない。

医者は病気の治療の専門家だが、栄養については詳しくない。管理栄養士は食品の栄養については専門家だが、疾患については詳しくない。薬剤師も看護師も同様である。それなら、チームとして一緒に治療に当たったらいいのではないか。これが、栄養スタッフまで加えたチーム医療NSTを日本にも導入したいと強く思ったきっかけだ。しかし、アメリカの方式をそのまま日本に導入するのは難しい。日本には日本の独自のやり方が必要だ。それが、今、藤田保健衛生大学でも実践されている「兼業兼務型」というチームで取り組む医療だ。

三重大学附属病院を離れ、鈴鹿中央総合病院へと移ることになった東口さんは、そこで、静脈栄養、経腸栄養、経口栄養のすべてを網羅したＮＳＴを実践していくことになる。まずは、ＮＳＴを実践していくためのチーム医療の設立だ。しかしそれは容易なことではなかった。

人を動かすのは一筋縄ではいかない。新しいシステムの導入には、さまざまな障害が伴う。仕事量が増えるのではないかと考える医療スタッフ、調理スタッフの抵抗や、経済的負担を気にする経営陣。そして何より、病気を治すのは近代医療技術であり、食を変えることで治療効果が上がるわけがないという根強い考え方だ。

まずは実績を作って、有用性を示すこと。

東口さんは、自ら率先して、患者の栄養管理に関わることにした。

「たとえば、70代で１０００キロカロリーが必要な入院患者がいたとする。でも当時のほぼすべての成人に病院食として２０００キロカロリーの食事が提供されていた。当然食べきれないので残すことになり、見ただけでお腹もいっぱいになる。そこで、おかずやご飯の量を半分にするハーフ食に切り替える。しかもこの人は腎臓が悪くて、

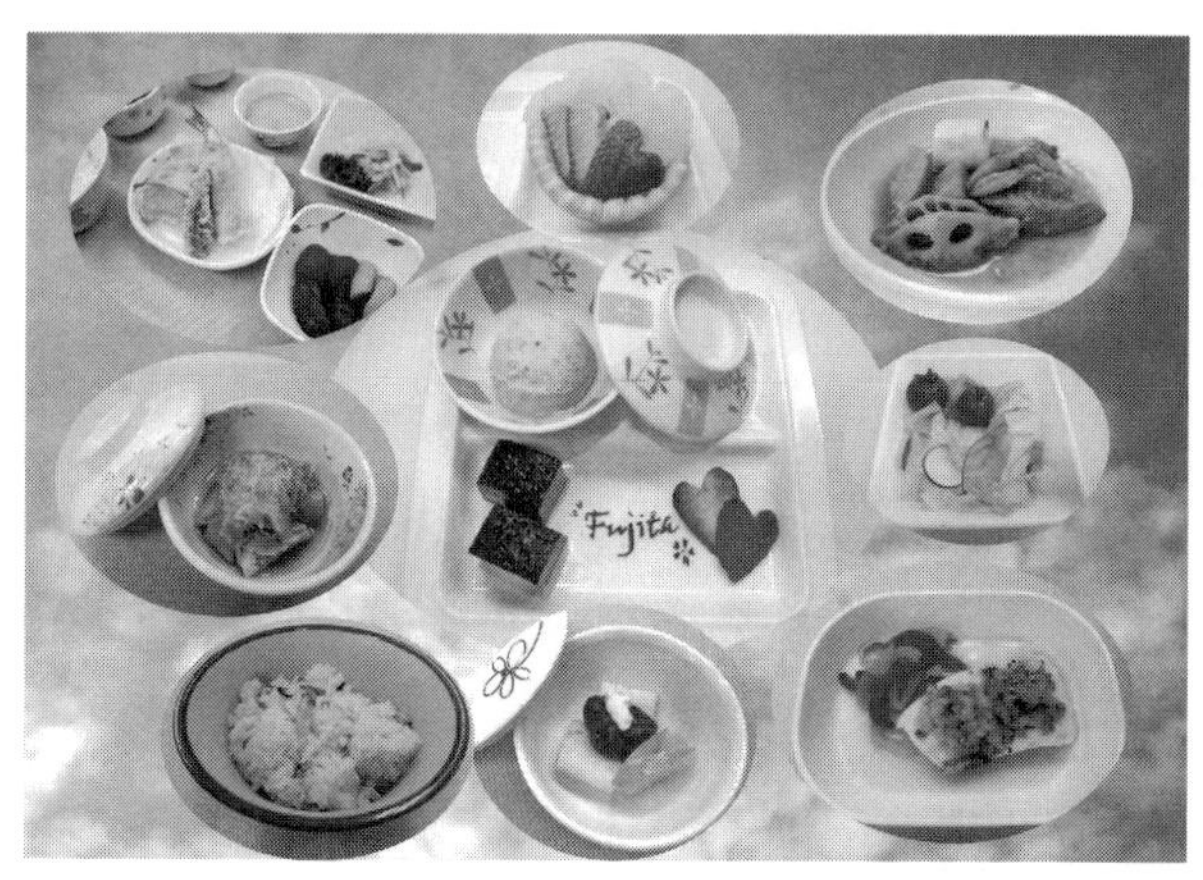

藤田保健衛生大学病院で提供される病院食「藤田食」は、個々の患者の病状や栄養状態に対応した治療食である

それまで減塩食が出されていた。食塩5グラムを半分にすると2・5グラム。これではまずすぎて食が進まない。減塩しても、食べてもらえなければ本末転倒。逆に低ナトリウムになる。また、必要なカロリーが摂れなければ体力も回復しません。そこで、食塩7グラムの食事を作ってその半分のハーフ食にしたら3・5グラムになる。これなら、減塩にもなっているし、ある程度おいしく食べることができるでしょう？」

栄養のことをあまりよく勉強して

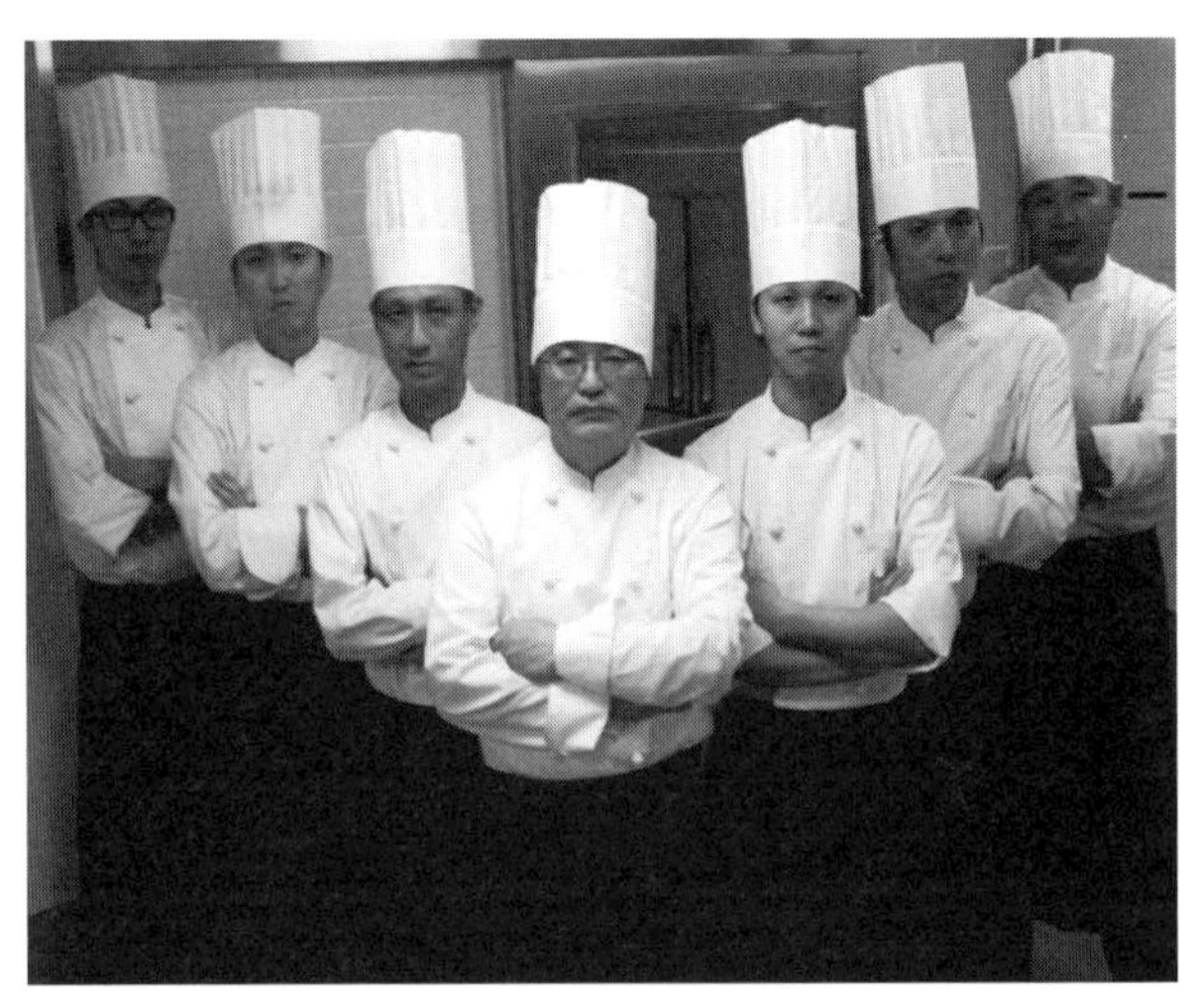

藤田食は「藤田７人」と呼ばれる腕自慢のシェフが毎日担当する

いない医師は、腎臓が悪ければ減塩しなければいけないとして塩を減らすことばかり考える。しかし、塩味が少ないと物足りなくて食が進まないことを管理栄養士は知っている。調味料は、食欲増進に不可欠だ。医療の専門家と栄養の専門家。両者がお互いの専門性を活かし、一緒に治療方針を話し合うことで解決策が生まれることを、東口さんは自らが率先して取り組みはじめた。患者が治れば医療スタッフは嬉しい。自分の作ったメニューを完食してもらえれば、管理栄養士も調理師も嬉しい。小さな喜びが病院スタッフの意欲をも刺激し、個々人の小さな意識改革がチーム医療への協力体制を強化していくこと、さらには病院の経営陣にも重要性を理解してもらうことにもつながったと話す。

「先ほどの例でみても、食の改善は、患者さんだけではなく病院にとってもメリットがあります。ハーフ食で提供することは、食事の量を半分にしているから残飯が減るわけですよ。その分、食材費用も浮く。食費が浮けば、その分、タンパク質強化剤などのサプリメントを付けてあげることもできる。6〜8種類のメニューを作ってそれをローテーションさせる。そうすれば飽きることなく食べることができる。こういう食の総合プロデュースをしながら食事を治療の一環として組み込めば、わざわざ面倒な治療食を作る必要はないんです」

東口さんは、入院中の食の重要性についてこのように強調した。

## がんで死なないがん患者

人は、自分の口で食事ができなくなると弱っていく。健康な人でも、食物の経口摂取をやめると、たった3日で消化機能が落ちてしまうという。高齢者だとわずか1日だそうだ。長く中心静脈栄養に頼って消化管を使わないでいると、腸粘膜が萎縮して、食べられなくなってしまう。かといって、胃瘻を利用して長く腸管栄養に頼っていると、今度は、食べるという行為自体を忘れてしまう。消化機能だけでなく、嚥下機能もますます低下してしまう。誤嚥性肺炎は、食べ物を食べなくても、唾液が気管に入るだけで起こる。完全に経口摂取をやめたからといって、誤嚥性肺炎のリスクがゼロになるわけではない。自らの口で食べることは、何よりも大事なのだ。食べることができなくなると、筋肉が落ち、骨が弱り、あっという間に寝たきりになってしまう。それになにより、生きる気力が失われる。それこそが問題なのである。

「もちろん、脳疾患や心疾患など、死に直結する病気もあります。でもがんで亡くなる患者の8割は、がんが原因で亡くなるわけではなく、感染症で亡くなっているんです」

先に紹介した誤嚥性肺炎のほかにも、血液に細菌が入ることで感染する敗血症（はいけつしょう）など、免疫機能の低下によって引き起こされる感染症が死因となる。健康な人でも、偏った食事やビタミン不足などが続けば免疫力が低下して風邪をひきやすくなる。高齢な患者、手術後や長期入院で体力が落ちている患者ならなおさら、栄養不足により免疫力が落ち、感染症にかかりやすくなる。食べられなくなると生きる気力が失われ、そのこともまた、免疫力の低下につながる。

では、これほどまでに重要な食は、これまでどうしてないがしろにされてきたのだろうか。これには、医療技術の進歩が影響している。

昔の日本では、医食同源という東洋医学の考えをもとに、薬膳を治療の方法の1つとしていた。薬膳は、病気になってからの治療というよりも、検査を受けても異常が見つからず病気と診断されないが健康ともいえない状態、すなわち未病に対応する方法として取り入れられてきた。いまでいうところの予防医学だ。

逆を言えば、治療技術や薬での治療に限界があり、ほかに方法がなかったとも言える。西洋医学の導入と、医療技術の画期的な進歩により、体に必要な栄養を、血管や消化管に直接送り込む点滴、中心静脈栄養、経腸栄養などの技術が発達してきた。それらの技術のおかげで、多くの患者が救われるようになった。

「でも、入院患者、高齢者というだけで、無条件に人工的な栄養摂取方法に切り替えてはいけない。この人には本当に中心静脈が必要か？　と、一旦立ち止まって考えてみなければいけない。そのためにも、管理栄養士の関与が不可欠なのです」

東口さんは、NSTの役割として、この段階での管理栄養士の関与の大切さを強調する。これが、患者の入院中の栄養管理だけではなく、患者の入院前の食生活の聞き取りを行う「栄養診断」「栄養アセスメント」だ。

「栄養アセスメント」は、1970年頃にアメリカのブラックバーン医師が提唱し体系化した食歴調査手法だ。人が「患者」になるにはそこにいたる過程がある。たとえば、暴飲暴食が続いていたり、塩分の取りすぎだったり、野菜不足だったりという病気の芽は、日々の生活に潜んでいる。入院してきた患者だけを見ていたら、その背景に気が付かないこともある。さらには、運よく快復して退院しても、再びそのような食生活を続けることで、次はさらに深刻な疾患に陥るかもしれない。栄養アセスメントは、入院前の食歴から患者の食生活を知り、入院中に改善し、退院後の食生活のアドバイスにまで発展する。

この栄養アセスメントを医療現場に組み込み、NSTは、チームとして患者を回診する。医師、看護師、薬剤師、管理栄養士、必要があれば理学療法士、作業療法士などがメンバーに加わる。栄養も治療の重要な手段だ。

東口さんの取り組みはこれで終わらない。厚生労働省などに働きかけて、このシステムを現場に根付かせるために、NST加算という制度を導入させることに成功した。これは、NSTというチーム医療を行えば、診療報酬を上乗せして請求できる仕組みだ。このシステムは、アメリカにもヨーロッパにもない、日本独自のものだという。

ＮＳＴ加算は、２００６年に試行が始まり、２０１２年に入院基本料に包含・ルーチン化された「栄養管理実施加算」への上乗せ加算だ。利益を生み出すしくみは、ＮＳＴを導入するメリットを強く経営陣にアピールできる要素となる。

## 食のケアで未病がかなう

東口さんは、食べて治す、食べて癒すプロジェクトを推進している。キーワードは、「50万人の患者の命」だ。

日本は、急速な少子高齢化が進行中で社会問題ともなっている。医療や介護を必要とする人は今後ますます増えると予想されているのに、それを支える若い世代、医療従事者や介護、福祉の人材は減っていく。東口さんがキーワードに掲げる「50万人の患者の命」は、行き場をなくすかもしれない、こうした患者の数だ。

施設側の努力にも限界がある。医療の質を保ちつつ経費を抑える工夫をしても、この10年間で、9000以上あった病院が8000にまで減っている。そしてその数は、今後ますます減り続けるだろうと予想されている。

東口さんは言う。

「2010年にお亡くなりになった患者さんの数はおよそ120万人でした。それがこのあと30年もすると、170万人にまで増加すると考えられています。この差は50万人。しかし、病院の数は減っていて、病床数が増えることは極めて考えにくい。そうしたら、この50万人はどうなるのでしょう？　具体的に言うと、この50万人は、どこで死ねばいいんですか？　という話です」

病院も介護施設も、経営状況はよくないところが多いという。病院や介護施設が十分でない状態では、介護が必要になった高齢者を自宅で介護せざるを得ない。では自宅では、一体、誰がその役目を担うのか。

期待される在宅医療も、従事しているスタッフは非常に少ない。現在でも、高齢者の夫や妻が配偶者の介護をしたり、高齢者の子供がさらに高齢の親を介護したりする老老介護が問題となっている。親や配偶者を介護するために仕事を辞める介護離職、病院へも介護施設へも入れない人が増え、自宅で1人孤独死をする。そのようなニュースを耳にしない月はない。

「要するに、どこでどう死ぬかということを、我々すべての国民が真剣に考えなくてはいけないときに来ています」

東口さんはそう強調する。そこで、命の源、生活の糧である食生活を変えていく必要がある。在宅栄養管理に力を入れること、つまり、食のケアによって「50万人の患者の命を救える」というのが東口さんの考えだ。

入院中の食生活の改善により入院日数の削減を図ることと、患者の栄養アセスメントを行い退院後の食の改善を図ることは、将来の患者を減らし、逼迫している医療費を削減することにもつながる。国は、予防医学に力を入れて、医療費を削減することを目標に掲げている。食の改善によって、病気をせずに健康でいられる年齢、すなわち健康寿命を延ばすことは、これからの医療に求められていることでもある。

すでに紹介したように、東口さんが栄養アセスメントを取り入れたのは鈴鹿中央総合病院でのことだ。当時の東口さんは、病院での診療や手術のほかに、こっそりと在宅医療をやっていた。いくら病院で治療を終えて退院しても、家庭での食事の栄養バランスが乱れていると、その人は再び患者となって戻ってきてしまう。在宅栄養管理が不十分なことに気が付いて、自ら管理栄養士を伴って患者の家庭を訪問し、それ以上弱らないように、食べられるようにするにはどうしたらいいのかを一緒に考えてきた。どれだけ幸せに長い時間暮らせるかが大切。そのときの考えが、包括的な栄養サポートにつながったという。

そして現在、東口さんが関わっている病院では、すべての入院患者に「栄養サポート」を行っている。静脈栄養や経腸栄養になるべく頼らず、食べて帰れる入院が、NSTの目指すところのひとつだ。東口さんが1998年に鈴鹿中央総合病院に赴任したとき、約60%の人が栄養障害を抱えていたという。がんになった患者に対しては、

「どうせがんで死ぬのだから栄養サポートなどいらない」と言っていた医者もいた。東口さんはそのことに疑問を持ち、実際に自分が緩和医療学をはじめるようになったいまは、どうしたら最後まで口で食べさせることができるかを考えている。そしてそれは間違いではなかったと確信しているという。

食に最大限の気を配るようになってから、入院患者の20％程度が、がんを乗り越えて退院していくようになった。はじめた当時は250施設程度だったNST導入病院も、いまでは1600施設に増えている。栄養サポートは有効だということは、この数字が証明している。

## 病院経営のメリットも重要

入院患者の年齢構成の変化が、食の重要性をさらに高める世の中になりつつある。東口さん自身が証明した、それを実証する結果がある。

東口さんは、鈴鹿中央総合病院のあと、2000年に三重県尾鷲（おわせ）市にある市立尾鷲総合病院に赴任した。病床数260床の中規模の病院だ。しかし、市民病院のため、入院患者の年齢が鈴鹿中央総合病院より平均10歳も上だったという。高齢者が多ければますます栄養サポートは重要になる。体力が落ちている患者が多いからだ。

当時、米国で導入されていたDPC（診断群分類別包括制度）の原型となるDRG－PPSという制度があり、治療内容、入院日数にかかわりなく、初診から退院までの料金が疾病別に定められていた。たとえば、胃がんならば100万円といったような具合に、年齢や個別の症例に関係なく、疾患名によって料金が決まっていた。しかしこれだと、高齢者が多いところは不利になる。高齢者のほうが、誤嚥性肺炎などの感染症も含めて、合併症や併発疾患が多く入院が長期化するリスクが高いからだ。

そこでまず、患者の身体年齢を75歳から65歳にするにはどうしたらいいのかを考えた。実年齢は変えようがないが、患者に体力を付けてもらえば、身体年齢は若返らせることができる。ではそのためにはどうするのか。栄養状態の改善だ。高齢の患者は、食が細くなっており、栄養状態が悪いまま入院してくることも多い。栄養状態をよくしてから手術すれば、それだけでも術後の快復が早くなり、入院期間も短縮できる。当然、合併症や死亡のリスクも下がる。

栄養管理をしっかりやって、なるべく口から食べることをやめないように努力すると、体力が落ちないので在院数を減らすことにもつながる。東口さんたちが尾鷲総合病院で集めたデータによれば、ＮＳＴの導入で入院日数が平均３日も減ったという。また、院内感染や合併症にかかる患者も大幅に減ったそうだ。入院日数が減ることは、患者のＱＯＬ（生活の質）を上げるだけではなく、医療経済にも効果がある。現在採用されているＤＰＣという医療報酬システムでは、在院数が減ると報酬がアップする仕組みだ。それに、ベッドが空けば、また別の患者を治療することができるようになる。

「僕たちは、尾鷲総合病院で集めたデータをもとに、何度も厚生労働省に通いました。ＮＳＴの導入で、医療費を削減することができる。このアピールが功を奏し、２００

6年に栄養管理実施加算制度が導入され、2010年には、NSTチーム医療加算が、診療報酬として計上できるシステムになりました。病院にとっての経営上のメリットを提示することは、NSTを導入するための重要なアピールになります。入院患者さんの評判が良ければ、選ばれる病院になります。患者さんにもメリットがあって、病院側にもメリットがあるなら、NSTの仕組みをうちでもやってみようと思う病院が増えると思いませんか」

東口さんはさらりとそう話すが、データを積み重ねて粘り強く厚生労働省に働きかける仕事は、簡単なことではない。

病院の経営は、患者が来なければ成り立たない。選ばれる病院になることは、病院の経営を安定させ、施設の整備や食事の充実など、さまざまな波及効果を生んでいく。

実際に、東口さんが関わっている病院は、食事がおいしいと評判が高い。それがまた、選ばれる病院となる一因だ。治療の一環を担っている自負と、おいしいものを作ろうという管理栄養士や調理師の熱意が、病院食の質を支えている。

また、「栄養サポート」の効果は、退院してからも続く。

高齢者、特に1人暮らしの高齢者は、食が貧相になりがちだ。せっかく治っても、自宅に帰ってもとの生活を続けていれば、栄養状態が悪化して再び病院に逆戻りだ。病院は、病気を治すだけではなく、将来の病気をも予防するところ。この考え方が、栄養サポートの根底にある。

## 「社会栄養学」を広めたい

入院患者への食事は、各病院にある調理室で作られている。作られた食事は、ひとつひとつプレートに乗せられ、各病室の患者に配食されるのが普通だ。そのため、レストランのように作りたてのアツアツ料理が速やかに提供されるわけではなく、どうしても冷えてしまう。料理は、冷えるだけでおいしさが半減する。

東口さんたちは、病院食の質、おいしさにもこだわっている。そこで、病院食を改

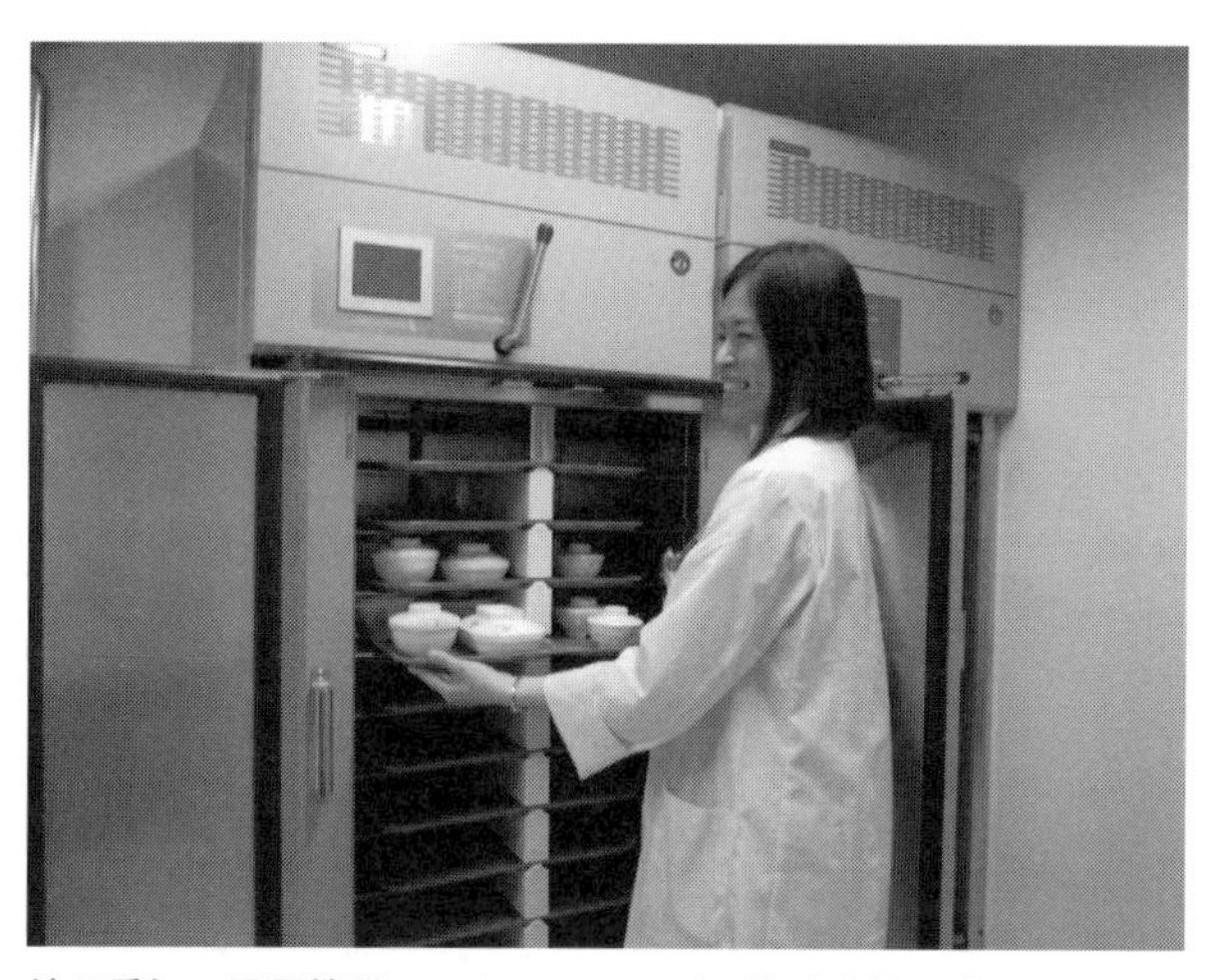

地元愛知の厨房機器メーカー・ホシザキ株式会社と共同開発したウィステリア・クッキングカート。ベッドサイドで最終調理を行うため、ホカホカ料理の提供が可能になった

善しようとしたとき、まず取り入れた方法が、温度を重視した「クックサーブ」だ。これは、温かいものと冷たいものを分けて、作ってすぐ、それぞれの保温庫に入れて保管するという方法だ。それまで、3時間前に作ってすっかり冷え切っていた食事も、出す直前まで、適切な温度を保てるようになった。食事は、温かいものがしっかりと温かいだけで、随分とおいしく感じるものだ。しかし、雑菌が繁殖する可能性も高まるため、

温かい状態でいつまでも置いておくのには限界がある。

その次に考え出されたのが、「クックチル」だ。

作ってから冷蔵庫で保管しておいたものを、患者に提供する直前にレンジで温めて出す。早い時間に作り終えてしまっても、低温で保管するために、夏場でも傷んでしまうリスクは少ない。

いまはそれがさらに発展し「ニュークックチル」と呼ばれるスタイルのものが提供されている。タイマーで、指定の時間になったら自動的に温めてくれるもので、調理スタッフの負担も大幅に減っているという。作りたての料理が30分以内に患者に届けられるようになり、患者にとってもメリットがある。

若い頃に初めて病院食を検食したときに感じた不満を、東口さんはひとつひとつ改善してきている。温かくておいしい食事を出すことの工夫は、いまもなお続けられており、いまは、「アドバンスドクックチル」というのを考えているそうだ。

これは、事前に作り置いた料理を、完成の70～80％の状態で止めて冷蔵しておき、最後の加熱で完成させるという方法だ。完成したものを再加熱すると加熱しすぎになってパサパサしてしまうような料理でも、この方法なら出来立てのおいしさを味わえる。でも、この〝完成直前の状態〟というのがメニューごとに違うため、開発に苦労しているようだ。

「おいしくなければ料理じゃない」

東口さんは、料理人のようなこだわりを口にする。それもすべて、「食力」という、食べる喜びは生きる喜びにつながるというポリシーゆえだ。

臨床現場での栄養の大切さを訴え続け、NSTというチームで栄養サポートを行うシステムを普及させる礎を作ってきた東口さん。病院食の改善にも情熱を注ぎ続けている。

そしてさらに現在は、病院食を治療の基本と位置付けながら、病院外での食の改善にも力を入れているという。病院内で管理されていた食事も、家庭に戻れば、もとの悪い習慣に戻ってしまうかもしれない。1人暮らしの高齢者ならばなおさらだ。そこで、医療の外でのＮＳＴ、すなわち、地域一体型ＮＳＴが目標だと語る。

「栄養アセスメントで入院前の食生活や栄養状態を知って、さらに、退院後のビジョンも考えてアドバイスする。そのようなシステムを、地域全体に広げていきたいと考えています。食力こそが、地域で生かされていくべきです」

東口さんは、この考え方を、「社会栄養学」と呼ぶ。

全国で、「食力」をキーワードにしたイベントを開き、自らその活動を援助している。参加者は、医師、歯科医師、看護師、薬剤師、管理栄養士や運動療法士など、まさにＮＳＴを担うメンバーたちだ。そのメンバーが街に出て、街頭で、高齢者を中心に、栄養の大切さや体の筋肉量などについて話をする。筋肉量が低下するサルコペニアは、年齢とともに進行し、生活の質が低下し、最終的には要介護や寝たきりになってしまう病気だ。栄養を改善することで、この病気を予防できる。

２０１５年の秋に東京の巣鴨で行われたイベントでは、全国から70人もの支援メンバーが集まり、１０００人以上ものお年寄りを相手に、直接、サルコペニアや食事の大切さについて対話をすることができたという。

「食事で医療を変えるというと、怪しい代替療法と誤解されて敬遠されるかもしれませんが、まったく違います。食事は、健康な体を作るのに不可欠なものです。特定の食材が特定の病気に効くという根拠のないことを言っているわけではなくて、食事をすること、この行為全体で体力を付け、病気になりにくい体にする、病気に打ち勝つ力を付けるということです。私たちは生まれてからずっと、毎日3食の食事をします。食事は文化なのです。習慣なのです。高齢や入院によって、この食の文化から外れてしまう人を少なくすることを目指しています。入院中はもちろん、健康なうちから、食、栄養の大切さに気を配って欲しいと思います」

現在東口さんは、藤田保健衛生大学医学部で教鞭をとる。そして代謝栄養学を、医学部でもしっかりと教え、栄養がわかる医者をより多く医療現場に送り出したいと考えている。NSTはチーム医療だが、管理栄養士だけに任せていてはいけない。医師、薬剤師や看護師といった医療従事者も栄養を学び、管理栄養士と議論していく体制がより良いサポートには不可欠だ。予防医学が注目を集める時代にあって、栄養学のわかる医療スタッフの必要性はますます高まっていくだろう。

「今では少しずつ、臨床栄養学の大切さをわかってくれる医者が増えてきました。卒後教育として、TNTプロジェクトというのもやっています」

TNT（Total Nutrition Therapy）とは、臨床栄養療法を普及させるための独創的な教育プログラムとして開発されたもので、世界各国の医師を対象としている。国内では、東口さんが理事長を務める日本静脈経腸栄養学会の主催で講習会が開かれている。日本静脈経腸栄養学会認定資格として、「NST稼働施設」における教育施設の認定を受けるための必須項目の1つだ。

「TNT講習は、臨床栄養療法に関する知識を2日間で学びます。これまでに延べ2万4000人の医師が講習を修了し認定を受けています。これから少しずつ、変わっていくと思いますよ」

そしてその目は、広く医療の外にも向かっている。

これに加えて、医学の知識を持ち臨床で活躍できる管理栄養士が増えることも期待されている。管理栄養士養成課程においても、臨床管理栄養士を見据えての教育の導入が求められている。

## 栄養学は「攻撃的な医療」

東口さんは、子供の頃は、建築家だった父に影響され、都市計画を仕事にしたいと考えていたそうだ。将来の日本の姿を見据え、「50万人の患者の命を守る」という信念を持ち続ける東口さんの原点はここにあるのかもしれない。社会全体を変えようとしている。

「栄養管理は攻撃的な医療だ」

臨床現場での栄養の位置付けを、東口さんはこう表現した。栄養管理を、これまでの、医療の補助的な守りのための手法という考え方から、攻撃的な手法と位置付ける。

医療は、病気になってからその疾患にどう対応していくのかを考えるものだ。しかし、栄養には、病気になる前の状態で、病気にならないように対処する力がある。

NSTの導入で医療現場を変えていこうとしている東口さん。アドバンスドクックチル、シェフ制度など、食事そのものの改善に対しても、次から次へと新しいアイデアを形にしてきている。さらには、医療現場における食の大切さだけではなく、社会全体の栄養に対する考え方をも変えようとしている。

50万人の患者の命をどうするのか。

近い将来直面するであろう問題に対する東口さんの挑戦は、これからもまだまだ続いていく。

# 「日本一おいしい」病院食を作ったカリスマ管理栄養士

足立香代子さん（一般社団法人臨床栄養実践協会理事長）

（あだち・かよこ）

１９６８年中京短期大学家政科食物栄養専攻卒業後、医療法人病院を経て、１９８５年からせんぽ東京高輪病院に勤務し、現在に至る。医療現場で過剰栄養に対する栄養指導や入院患者への栄養管理を実践し続ける一方、栄養からみた検査値の読み方・評価、対面指導技術をはじめ、食事に経腸栄養、静脈栄養を含めたトータルコーディネートができる人材育成にあたっている。主な著書に『日本一おいしい病院ごはんを目指す！せんぽ東京高輪病院５００ｋｃａｌ台のけんこう定食』『決定版　栄養学の基本がまるごとわかる事典』『足立香代子の実践栄養管理パーフェクトマスター』など。

## 管理栄養士はプロ意識を持て

病院食が変わり始めた。

その変化の牽引者の1人である管理栄養士がいる。

足立香代子さん。一般社団法人臨床栄養実践協会の理事長を務める足立さんは、長年、せんぽ東京高輪病院の臨床管理栄養士として活躍してきた人だ。患者に適切な栄養を摂取してもらうことがいかに治療に有効であるかを研究し、その効果を最大限に引き出せるおいしい病院食レシピを考案した。

試行錯誤のうえ完成した人気のレシピを「日本一おいしい病院食」と銘打った書籍にまとめて好評を得、いまも重版を重ねている。つまり、「おいしい病院食」をつくり、広めた立役者なのだ。

数十年の間、病院食のあり方の変化を見続けてきた足立さんに、最近の病院食についてお話を伺った。「あたりまえですが、病院食は病院によって大きな差があります」

足立さんはまずそう切り出した。

「もし病院食がおいしくなかったとしても、入院患者さんは、病気だから仕方がないとあきらめています。だからなかなか文句を言わない。言えない。我慢してしまうんです。もちろん、治療のためには食事に制限があるのは仕方ないことです。でも、治療食だからまずくて当然というわけではないんですよ」

自身が管理栄養士として臨床の現場で患者と向き合ってきた経験を踏まえてこう話す。

「提供する側にも、食のスペシャリストとしての自覚がないといけないと思うんです。病院の栄養士、調理師に欠けているのは、お金を頂いて何かをしているという考え、サービスをしているという概念がないことです。レストランだったら、おいしくなければお客さんが来ないから、調理する側もサービスの概念がわかりやすい。でも病院は違います。黙っていても患者さんは来るんですから」

病院の食もサービス業の一環であるという考え方は、患者として病院を利用する立場の我々にはあまりない視点で興味深い。

## 栄養診断で救える患者がいる

そんな足立さんは、病院で働く管理栄養士が患者の治療にも積極的に関わるシステム「NST」の普及の一翼を担ってきた。NST（栄養サポートチーム、Nutrition Support Team）は、医師、看護師、薬剤師、管理栄養士、臨床検査技師、言語聴覚士、理学療法士、作業療法士など複数の職種のスタッフがチームを組み、入院患者に最良の栄養治療を提供するシステムのことだ。管理栄養士は、栄養管理のスペシャリストとして、必要な栄養計算や、食事メニューなどの栄養管理を担当する。

その中で最も重要な仕事は、患者の栄養アセスメント（評価）を行うことだ。外来患者の栄養指導から、入院患者の症状や疾患から、これまでの食歴についても調べ、的確な栄養管理計画を立てる。栄養士としての栄養学の知識以外にも、病気や人体に関する知識なども必要となる大変な仕事だ。

足立さんが設立した臨床栄養実践協会は、管理栄養士が、臨床・福祉現場で栄養・食事管理を行ううえで必要となる、実践的技術を習得するための教育を行うことを目的としている。知識だけではなく、実際の症例をもとにした演習を行うことで、より実践的な知識・技術へと導くことを目指しているという。そこで彼女は栄養アセスメントだけでなく、アメリカ等ではすでに定着していた栄養診断という概念を提案している。

「NSTに携わる管理栄養士は、治療のためのプロ集団の一員です。食を担う専門家として、NSTは、入院している栄養状態が悪くなった患者さんに介入するシステムです。食を通して『この人の症状回復を早くするぞ』『この人の状態をこれ以上悪くしないぞ』『食で支えるぞ』という自覚が必要です」

管理栄養士としてのプライドを持って働くこと。インタビューの冒頭で、NSTに関わることの重要性をそう強調した。そしてさらに、管理栄養士にとって、ＮＳＴが介入する前に栄養管理を行うことこそが重要だと力を込める。

ＮＳＴは、病状が悪化し、食べられなくなっていよいよほかに方法がなくなったときに介入するシステムだ。しかし、足立さんの主張は、そこまで悪くなるまで放置していてはいけない、ということ。栄養士は患者が悪くなる前に、悪くならないように栄養状態を維持することが大切な仕事だという。

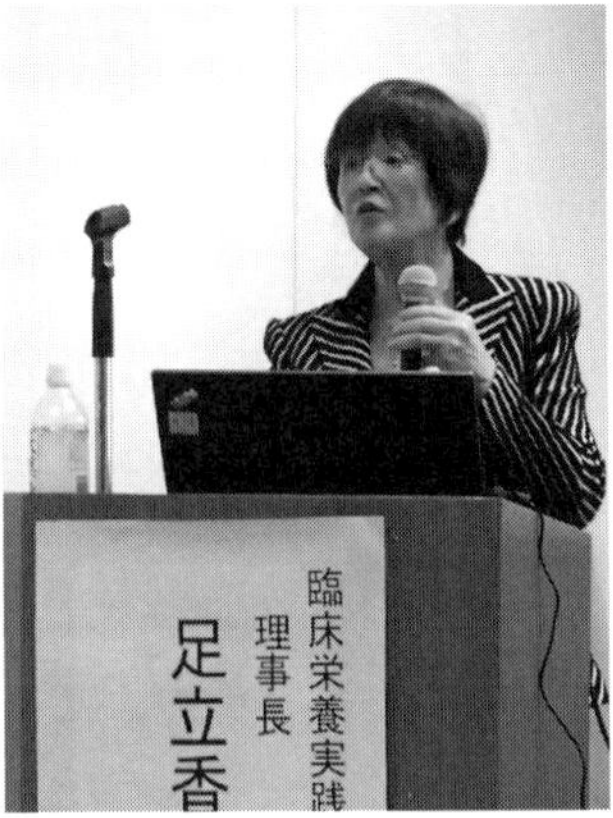

「栄養のプロ」として病院食を改革し、多くの後進を育ててきた足立香代子さん。講演の場などで栄養の力を強く訴えている

「悪くしない」というプライド。足立さんの口からは、何度もこの言葉が出てくる。管理栄養士としての自分に対する、強い責任感を感じさせられる。

栄養士は、悪くする前の段階でこそ力を発揮しなければいけないというのが足立さんの強い思いだ。健康を維持するためには栄養が大切という思いがその根底にあるからこそ、栄養診断ができる管理栄養士を一人でも多く作りたいと頑張っている。

では、足立さんが重要視している「栄養診断」とは具体的にどういうものなのだろうか。

「たとえば、入院している患者さんの血糖値が上がったとします。糖尿病と診断したお医者さんが、血糖を下げるために食事の量を減らしてくれと言ってきます。それに『はい』と従っているのがこれまでの栄養士でした。栄養診断は、ここで、血糖が上がった原因を考えます。だって、病院の食事で血糖が上がるわけがない。それだけ管理して出しているわけですから。

そうしたら、間食していないか疑います。間食もしていなかったとしたら、今度は薬剤を疑います。ステロイドや、血圧の薬のようなものでも血糖値が上がったりするものがあります。それを疑って、薬を変えてもらうことで改善するかもしれない。血糖値が上がったらカロリーを減らせと言われても、太ってもないのにカロリー減らしてはいけないんです。人間には最低限必要なカロリーがあります。それを守るために、無駄にカロリーを減らしてはいけない。それが言えなければいけない。カロリーを減らせば、体力や筋肉が落ちます。筋肉が減れば、高齢者はあっという間に寝たきりになってしまうのです」

糖尿病と診断されたその原因を、栄養の観点からも探してみるのが管理栄養士の役割。このように病状の中に潜む栄養の問題を引き出すのが、足立さんが提唱している栄養診断だ。

「実際にあったことですが、100キロ体重のあった患者さんが、128キロに増えてしまった。医師も家族も間食を疑ったが、本人は食べていないと言う。それに、自分で買いに行けない患者さんです。間食していないことは明らかです。普段の食事は、肥満を気にして上限1200キロカロリーのため、それだけで増えることはない。次は、ほかの病気、ネフローゼや甲状腺の病気を疑います。それもない。塩分摂りすぎも関係ない。そして薬剤を疑ったら、降圧剤を飲んでいる。たまたま1種類だけだったので、その降圧薬をやめてもらったら1週間で体重が2キロ減った。そういうこともあるんです」

管理栄養士は、自信を持って、これは栄養が関係しているかもしれない、これは関係していないかもしれないと言えなくてはいけない。それこそが、管理栄養士の役割なのだ。

ほかにも、認知症でむくんでいた患者が、腎臓が悪いと判断されたことがあるそうだ。しかしよく食生活を調べたら、菓子ばかり食べていることがわかった。塩分も足りていない。そこで、タンパク質をたくさん摂らせ、$B_1$をビタミン剤で摂取するようにしたところ、むくみも取れてきて、認知症もよくなってきた。嘘みたいな話だが、実際にあった話だそうだ。栄養診断の大きな効果を知ることのできるエピソードである。

## 医師の指示待ちではなく、考え、物言う管理栄養士になりたい

当たり前のことだが、医師は検査結果から症状を読み取り病気を診断する。栄養状態から推察するという見方をしない。そこを補うのが、栄養のスペシャリストである管理栄養士の役割だという。患者の食歴を遡ってみることで、病気に至るきっかけがわかるかもしれない。

「入院して悪くなるまで待っているだけではダメだと思うんですよ。入院して悪くなったらＮＳＴが介入できます。でもその前にこそ、管理栄養士が役に立つ。管理栄養士が病棟を回って患者と接して、症状が悪くならないように気を配ることができると私は考えています」

たとえば、塩分の摂りすぎが体に悪いことは、多くの人が知っている。だから、腎臓が悪いと言われたら、患者自身も無理に食塩を控えるようにする。真面目な患者ほ

ど、きっちりと医師の指示を守り、塩分を限りなく控えた食事を続けるそうだ。でも、塩分を減らすと食欲がなくなる。食欲がなくなって体力が落ちて、それで病院のお世話になることになってしまう。だから足立さんたちは、入院してくる患者で食欲がない人には、まず塩分制限をなくして数日間きちんと食事をしてもらうそうだ。それで食欲が出てくれば次の治療に進むことができる。つまり、食欲がなくて体力が落ちているなら、まずはその食欲を回復させることこそが大事なのだ。

こういった食での改善を試みるには、入院後1週間が大事だという。

医師たちは、学生時代に栄養学をほとんど学ばない。臨床の現場では、栄養を疑う、栄養に配慮するということはあまり行われていないようだ。

「心臓が悪くて水分をしぼる必要がある患者さんがいるとします。でもその患者さんが食事から100キロカロリーしか摂っていないとしたら生きてはいけませんよ。最低でも、脳には400キロカロリー必要だと言われているんです。1週間で300キロカロリーや400キロカロリーでは人は死にます。お医者さんは病気については診るけれど、栄養についてはほとんど気にしない。だから、100キロカロリーしか摂っていなくても気にしないんです。そこで管理栄養士が、それではまずいと言わなければならない。先生が、『心臓に水が溜まるから、水分を800ミリリットルに制限したい』とおっしゃったとする。お薬で500ミリリットル入ると言われたら、300ミリリットル余裕がある。300ミリリットル余裕があれば中心静脈栄養ができます。それで高カロリーの輸液を入れれば、600キロカロリー程度に上げられる。私がやってきたことはそういうことです」

自らが体験してきたことだから、具体的に話ができる。足立さんの主催する勉強会では、このような症例がたくさん紹介され、参加者自身が実際に考えることを大切にしているという。

医師に専門分野があるのと同じように、臨床の場での管理栄養士も「栄養」という分野を担う専門家だ。目の前の患者に必要なカロリーがどのくらいなのかを計算し、できる治療法を考えてもらう。

「複数の診療科にかかっている患者さんの場合、どうしても治療が縦割りになりがちです。でも栄養科はすべてに共通している。全体を見ることができるんです。だから、実際に病棟を回り、患者さんと接して、先生からカルテを見せてもらって患者さんの状態を把握して、栄養診断をします。そうすれば、何が問題で食べられないのかを知ることができる。病気が原因なのか、骨折の痛みのせいで食べられないのかがわかる。痛みが原因なら、先生に痛みを取ってもらう治療をお願いすればいい。そうすれば、体力が落ちてＮＳＴに行く人が少なくなります。それが目的。食べ物と静脈経腸栄養の段階。そこで何とか踏みとどまるように手助けするのが、私たちの役目です」

足立さんは、医療現場で、栄養は大事だという認識が欠けていると苦言を呈した。

「どうしても、栄養士は低く見られてしまうんです。栄養なんかで病気は治るわけないって、お医者さんに馬鹿にされてしまう。でもそれは違うと思うんです。栄養状態を改善することで、病気からの回復を早めることができる。そして少なくともいまより悪くしないようにすることはできる。いまひどく栄養状態が悪い患者さんなら、その状態を改善すれば、治療効果が上がるかもしれない。だから、栄養は大事なんです」

管理栄養士として栄養の大切さを誰よりも理解している足立さん。医療スタッフの中で、どうしても下に見られてしまうという栄養士の立場として、これまでやりにくいことはなかったのだろうか。

足立さんが、臨床現場に踏み込んで働くようになった経緯を伺った。

## がむしゃらに勉強した20代、管理栄養士の使命が見えてきた

足立さんは、短大を卒業して管理栄養士になったあと、個人病院で働き始めた。その頃、東洋医学の医食同源思想が根強く残る台湾出身の医者から、栄養士は人を助ける仕事だと言われたという。しかし、ただ日々の給食のメニューを考える程度の仕事しかしていなかった自分には、患者を支えている実感がなかった。それどころか、卒

業したての自分は栄養士としても未熟だった。どうしたら、人を助ける栄養士になれるのか。もっと患者に寄り添って、治療に関わるような仕事をしたいと強く思うようになった。

「でも、自分には病気の知識がない。知識がないから、先生たちの使っている専門用語がわからない。それどころか、質問することもできない。忙しい先生には聞いてもらえないどころか怒られてしまう。だから私は、必死に勉強しました。先生に頼み込んで、カルテを見せてもらい、わからない単語や疾病について勉強しました。専門用語について多少わかってくると、質問したいことがわかってくる。そうすれば、先生と議論ができるようになるんです。周りにも、聞けるような人がいなかったから、病院で働く管理栄養士の仲間に声をかけました。勉強会をやろうってハガキを出したんです」

こうして23〜24歳の頃、同じように人の役に立つ管理栄養士になろうと思っている仲間を集めて勉強会を始める。病状に合わせた治療方法についてだけではなく、薬の薬価まで調べて勉強するようになった。こうして知識を増やしていくことで、食事の提案ができるようになってきたという。これまでの比較的画一的な給食から、患者の症状に合わせた栄養を提供することが可能になる。

「そうして試行錯誤してきたメニューをまとめたレシピ集を作りました。病院で出す料理なのですから、『塩少々』とかではいけない。調味料や香辛料の量まで細かく数値化して、誰が作っても同じものが作れるようにしました。出版社に企画を持ち込んで、『病院の給食革命』『おいしい病院給食メニュー集』という書籍を作り、それを持って売り込みました。私たち管理栄養士には、こんなことができるんですってね」

料理の腕なら調理師にかなわない。管理栄養士として自分たちにできることは、病気の知識を学んだうえで、誰でもできる、治療に効果のあるメニューを作ること。こうしてがむしゃらに道を切り開いてきた努力が認められ、29歳のとき、せんぽ東京高輪病院に引き抜かれた。ここでさらに、栄養学の専門家などを招いた勉強会を開き仲間を増やしていくことになる。

栄養学関係の学会にも通い、この分野の先達である、故細谷憲政・東京大学教授（当時）、中村丁次先生（日本栄養学会前会長）にも連絡を取ってさらに専門的な勉強を続ける。自分が勉強すれば、どの先生もしっかり教えてくれる。栄養学だけではなく、料理の分野の勉強もした。有名シェフのレシピ本を買い漁り、香辛料や調味料の細かな分量を計算し試行錯誤して、それでもわからないときは、直接著者にアポを取って聞きにいった。シェフたちも、足立さんが一生懸命な姿勢で臨むと応えてくれ、本格的な味の病院食ができ上がった。

## 「病院食をおいしく」という挑戦

いまでこそ、せんぽ東京高輪病院（現東京高輪病院）の病院食はおいしいことで知られているが、そもそも香辛料、ワイン、オリーブオイルを病院食に取り入れるなんて、足立さんが「病院食改革」に取り組んだ当時は、誰にも考えられないことだった。

しかも、現場の栄養士がこういう新しい取り組みを始めたいと思っても、実行に移すのは容易ではない。経営陣に理解して協力してもらわなければ不可能だ。

その点、足立さんは恵まれていた。せんぽ東京高輪病院の当時の責任者である石田さんは、病院食を改善したいという強い信念のもと、足立さんを引き抜いたのだ。

「石田先生は、あなたがおいしいと思うものを作っていいと言ってくれたんです。調味料にお金をかけてもいいって。石田先生は、メニューを工夫しておいしいものを提供したいと考えておられたんです。当時、病院食は、早い、冷たい、まずいの時代でした。せんぽ東京高輪病院では、保温トレイを採用して、料理が冷めないような工夫を始めていました。それでもまだ冷たかった。保温トレイができたからって、盛り付ける時間が早ければ冷めてしまう。職員の意識改革が必要なんです。いま思えばかなり強引でしたが、私は、職員の意識を変える努力もしました。ときには喧嘩もして、意識が変えられなければ辞めていただく、なんていう強いことも言いました」

病院食の改善には、このように、職員の意識改革が何よりも必要だと力説する。調理する側にサービス業に従事しているという自覚が必要だという思いは、この頃からの足立さんの信念だった。

そしてさらに、経営陣の意識改革も不可欠だと述べる。

食材費を上げることはコストの増加を意味する。しかし、そのコストに見合うだけの利益を上げることができるのか。足立さんは、おいしいメニューを作って提供することに心血を注いだという。病院は、患者を受け入れることで利益を上げる。患者に選ばれる病院にすることは、経営戦略的に見ても有効だ。

足立さんの努力もあり、せんぽ東京高輪病院の病院食の評判は高まっていき、新聞などで紹介されるまでになった。

30代の頃、海外の病院を見学に行く機会があった。それがまた、足立さんのやる気に火を付けた。

「行ってびっくりしたんです。病院には、病棟を回る臨床系の栄養士がいました。彼女たちが、とにかくカッコよかったんです。白衣を着て颯爽と病棟を歩き、医師と

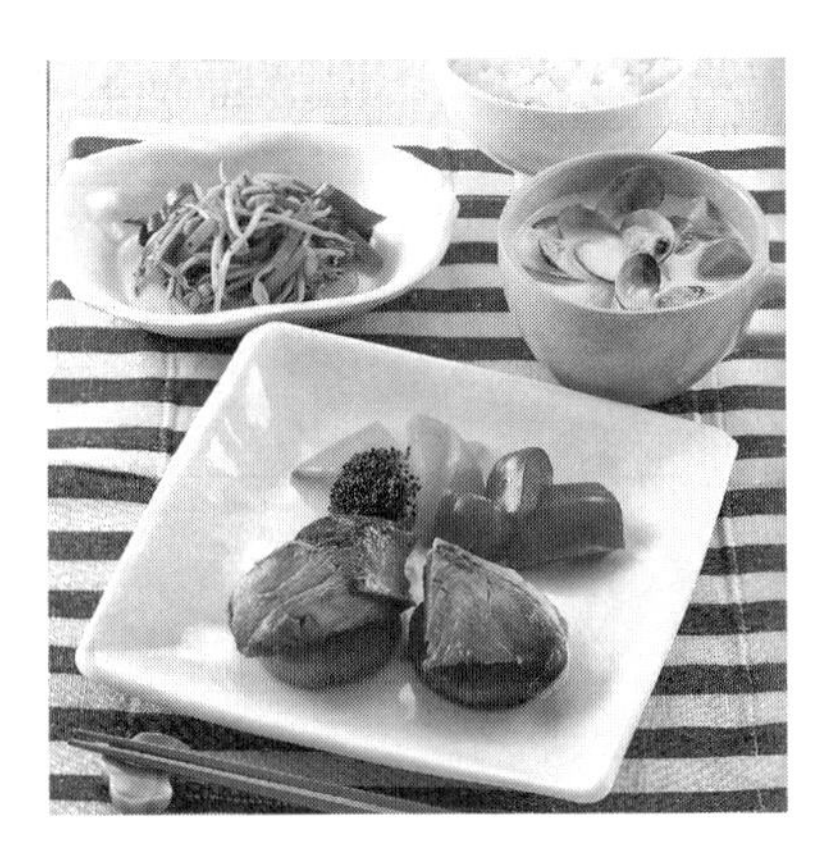

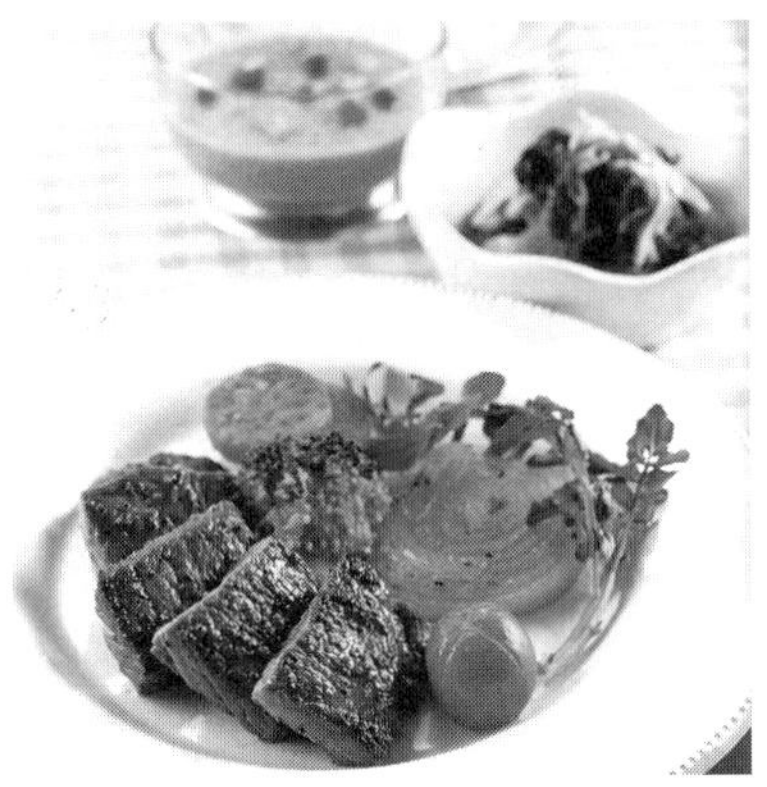

足立さんが考案したレシピは書籍化されヒットを続けている。たとえば上は緑黄色野菜を付け合せた「ぶりと大根のステーキ定食」、下は脂肪の少ない赤身肉を使った「牛もも肉のステーキ温野菜添え」。家庭でも栄養バランスがよく低カロリー、かつおいしい食事を作ることができると人気だ（『日本一おいしい病院ごはんを目指す! せんぽ東京高輪病院 500kcal台のけんこう定食』ワニブックス刊より）

も対等に話す。とにかくできる人たちだった。知識が豊富で、栄養についても病気についてもよく知っていた。彼女たちにはプライドがあるんです。だからカッコよかった。それを見て、私もカッコいい栄養士になろうと思いました」

足立さんはこの経験をきっかけに、さらに知識を身に付ける努力をしていく。毎朝開かれるカンファレンスに出席するようになったのだ。カンファレンスでは、専門用語が略語でバンバン飛び交う。わからないことばかりだ。

それでも必死に勉強して、わからないことは質問する。もちろん、いつまで経っても受け入れてくれない人もいる。しかし、〝教えていただく姿勢〟を持って、真剣に向き合ううちに、受け入れてくれる人も増えた。看護師や医師とうまくコミュニケーションをしていくコツも学んだ。

## 若い仲間と、一人ひとりを見る栄養診断を続けていく

管理栄養士が臨床の現場に深く関わることで、治療成績が大きく変わる可能性がある。足立さんが歩んできた道は、その可能性を実際の結果として示してきた。

しかし、足立さんのように、深く臨床の現場に食い込んで働く管理栄養士の数はまだ多くはない。栄養士という職は、長らく、女性の花嫁修行・女子教育の一環のように扱われてきた歴史がある。保育園や学校給食の場で、おいしく楽しく地産地消のメニューを考えることで十分だという人も少なくない。

「病院に行きたいという学生は最近多くなってきています。でも、学校では臨床を学ばない。病気のことをわずかしか学ばない。だから、現場で働きながら、自分で勉強していくしかないのが現状です。それは大変なことです」

意欲があって、でもどうしたらいいのかわからない若い管理栄養士を支えようというのが、先に紹介した、足立さんが理事長を務める臨床栄養実践協会なのだ。

足立さんが教える臨床栄養学は、『足立式』と呼ばれる。足立式の特徴について聞いてみた。

「私が大事にしているのは、一人ひとりを見る栄養診断です。栄養診断で、問題を発見する。臨床でも食が大事という思いがそこにあります。普通の食事だけではなく、静脈経腸栄養も含めたすべての食事のケア。それが足立式と呼ばれているものでしょうか」

いま、若手を巻き込んで、これまでの経験を後進に伝えようとしている。臨床栄養実践協会では、より実践的に、管理栄養士が学ぶ場を提供するために、定期的に勉強会を開催している。

東京では、土日を利用して月1回、10回シリーズの座学中心のセミナーを開催している。講師は、足立さんだけではなく、セミナーの受講生など、現場で活躍している管理栄養士が務める。体験した症例を紹介し、参加者が、自分ならどう対応するかを、実際にシミュレーションして考える。栄養診断の方法を、グループ討論を通じて徹底的に勉強するのがこのセミナーだ。足立さんは、後継者を作ることに何よりも力を入れている。受講生が講師となって症例を提供するこの方法は、一人でも多くの後継者を作るための方策でもある。

現場で具体的に困っていることを症例として議論することは、参加者だけではなく講師自身にとっても勉強になる。自分の職場でもまったく同じような症例を抱えている人もいる。勉強会を継続していくことで、知識が身に付くだけではなく、実践していく自信も付く。それもセミナーの目的のひとつだ。

いまでは、東京だけではなく、長野などでも開催しているという。各地のセミナーのスタイルは場所ごとに違っている。それは、現地の世話人が中心となって内容を決めているからだ。病院以外の栄養士が多く参加する会では、生活習慣病の栄養指導ができるように勉強することもある。世話人会が中心となって参加者を集め、60〜80人くらいの参加者があるという。足立さんは、これまでの自分自身の経験から、この世話人会の大切さを強調する。

「仲間を作ることが大切なんです。私1人ではできないことも、協力者が増えればできるようになる。勉強会の開催場所も増えていく。臨床で活躍できる管理栄養士が、着々と地方に育ってきてくれています」

こうして、参加者が継続して勉強できる環境を作ることが、何よりも大切だという。

また、若い管理栄養士たちと一緒にレシピ本も作っている。栄養バランスのよいメニューにすることはもちろんだが、病院での提供を想定し、提供時間までの段取りなどもまとめた。若い管理栄養士たちにとって本を作ってみることは、自身の栄養学の知識をおさらいし、どこが工程の要点なのかを整理することにもつながるのだろう。

最後に、病院で管理栄養士として働く経験の中で嬉しかったことを伺ってみた。

「どの病院もやっていると思いますが、ご意見箱を設置するなどして、食事を食べた患者さんにアンケートをします。がんの患者さんで、『普段食べている食事に劣る』と書いてこられた方がいました。おいしく食べてもらおうと思って味付けを変えたりして頑張ってきましたが、がんになると、抗がん剤の影響などで味覚が変わってきます。味の感じ方が変わってくるんです。だから努力して、形を変えたり、食感を変えたりして努力して提供してきたのに、です。でもその方は、『旅館やホテルと比べて落ちる』とおっしゃったんです。私はそれがとても嬉しかった。病院の食事を、旅館やホテルの食事と比べてくださったんです」

病院食はまずくて当然という時代から、なんとか改善しようと頑張ってきた足立さんにとって、この患者の言葉は何よりも印象に残ったという。

「個別に対応するといっても、もちろん限界はあります。やりたいと思っても、できないことはあります。それでも、患者さんの言葉に耳を傾けること。それが現場の臨床管理栄養士として病棟を回ることの意義だと思います」

足立さんの努力のおかげで、その思いを受け継いだ後継者が次々と誕生している。彼女たちが全国の病院で活躍することで、病院食はこれからも変わり続けていくことだろう。

# モットーは「攻めの栄養」
# 心のこもった食事で患者を元気に

廣瀬桂子さん（練馬光が丘病院管理栄養士）

（ひろせ・けいこ）

1971年生まれ。大学の栄養学科を卒業後、大学病院に就職。その後大学院修士課程修了とともに関西の急性期総合病院を経て、2012年に開院した練馬光が丘病院（東京都練馬区）に栄養室室長として移り、現職に至る。

## 自分が患者になったことで、栄養の力が見えた

前章の足立香代子さんが、自らの意思を継承する人として全幅の信頼を置く若手が東京・練馬区にいる。廣瀬桂子さん。練馬光が丘病院の管理栄養士だ。病院の夕食時間少し前に、練馬光が丘病院を訪ねた。地域医療振興協会の運営する練馬光が丘病院の管理栄養士として、約5年前の開院当初からこの病院で働いている。

「はじめまして！」

扉を開けると、廣瀬さんたちスタッフが弾むような声で出迎えてくれた。聞けば、競技エアロビクスをされているとのこと、キビキビとした動きとあふれんばかりの笑顔は、気分が沈みがちな病院に明るさを提供してくれている。

廣瀬さんは、臨床管理栄養士の先駆けとなった足立香代子さんの後継者だ。

そう水を向けると、

「後継者なんてとんでもないです。私はただ、足立先生から教わったことをそのまま、臨床の現場で実践し伝えていくことをモットーにしているだけです」

と謙遜した。足立さんは廣瀬さんのことを、向学心とやる気にあふれた若手だと評価していた。その言葉が、まさにふさわしい女性だ。

廣瀬さんに足立さんとの出会いについて伺った。

大きな病院で働く管理栄養士は、どうしても事務的な仕事になりがちだという。たとえば、メニューを考え調理員に指示を出す食事管理や、入院や外来、NST対象者の栄養指導や栄養プランを立てたりする臨床栄養管理は、いずれも多種多様な報告書の作成が求められる。これらを行うだけでも1日がかりだ。関西の病院で自らのキャリアを再スタートさせた廣瀬さんは、やりたかった管理栄養士の仕事だったので、最初はそれに満足していたという。

「でも、そのうち、もう少し自分で何かやりたいと考えるようになったんです」と振り返る。競技エアロビクスをやっていた彼女は、学生時代はスポーツ栄養士を目指していた。プロテインやサプリメントに詳しく、体作りや食事療法を自ら実践していたため、栄養剤やサプリメントのことを任されていた。自分で工夫できることがほかにもあるのではないか。廣瀬さんは、自ら調理場に入り、調理員と仲よくなって、自分で学びはじめた。担当している病棟の患者の症状を踏まえて、食事に工夫ができないかを考える。当時は、入院患者が食べられなくなれば、すぐに静脈経腸栄養導入が当たり前という時代だった。

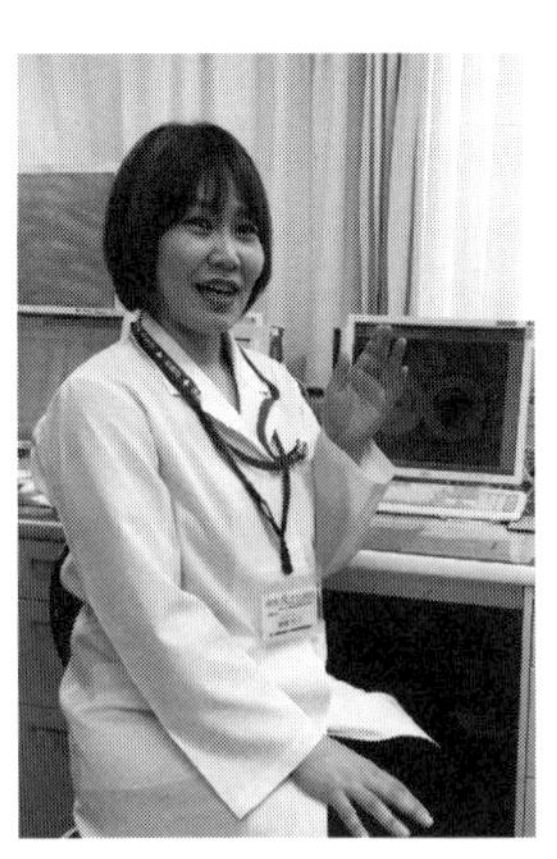

廣瀬桂子さん。いかにも体育会系という雰囲気の、ハキハキと明るい女性だ

もっと食事に栄養を盛り込める工夫はないか。廣瀬さんが漠然とそう考えはじめた頃だ。

競技のジャンプ技の着地時に怪我をした。右足の靭帯（じんたい）を切った。それに半月板損傷。休日にコツコツと練習を重ねて、全国大会のカテゴリー別では表彰台に上がるレベルになったのに、手術を受けないとまともに歩くことさえできないほどの怪我を負ってしまった。

「手術を受けた後は、アスリートが通うリハビリ施設で、同じように手術を行ったトップフィギュアスケート選手やプロ野球選手らと、ハードなリハビリメニューをこなしました」

廣瀬さんは、患者になって初めて気が付くことがあったという。炎症があって筋肉が付きにくくなった。リハビリ強度が上がれば、極端に疲労が増す。それはプロ野球選手たちも同じだった。「入院中の高齢患者も同じではないのか」。自らが患者になって初めて、これまであまり考えてこなかった、炎症と栄養、リハビリと栄養について考えるようになったのだという。

栄養で人を救える管理栄養士になりたい。

そう思ったとき、まさに自分が望むようなことを実践している人がいることを知った。それが、足立香代子さんだった。約10年前のことだという。

## カリスマ管理栄養士に食らい付いて猛勉強

足立さんは、患者の病気、病状を知ったうえで、必要な栄養を提供することが病院で働く管理栄養士の役割だと説いていた。高齢者で食が細くなっていても、寝たきりを防ぐために筋肉を落とさないような食事を提供することができる。著書を買って隅から隅まで読んだ。栄養学が健康を維持するのに不可欠な知識であることを、改めて感じた。

早速、足立さん主催の関西セミナーに申し込み、勉強会に通いはじめたのはそれからだ。

廣瀬さんに、足立さんの最初の印象について尋ねると「雲の上の存在だった」と答えた。自分からとても遠いところにいる偉い先生。それが最初の印象だった。本でしか知らない有名な先生が東京から来てくれる。それだけで、セミナーに参加する意欲が増したという。

「でも、当時の私にはとにかく難しかった。足立先生ご本人にも言ったことあるんですよ」

廣瀬さんはそう言って笑う。

「当時は、ようやくNST加算が取れるようになって、栄養科が（病院にとっての）収益を上げられる工夫ができるようになった時期でした。私は、勉強会に参加するまで、栄養士が静脈経腸栄養のプランニングができることすら知らなかったんです。静脈経腸栄養のための計算もしたことなんかなかった。それがいきなり『これは何メック（mEq/L：電解質の単位）？　薬の副作用による影響は？』とか言われて。初めて耳にすることばかりでした。でもこれらは初歩的なことなので誰にも聞けない。だから、自分で必死に勉強しました。セミナーでは、毎回、実際に臨床の現場で起こった症例を通じて、栄養診断の勉強をします。この患者さんは、こういう症状で、栄養から見てこのような問題点があります。改善案としてどのような栄養プランを立てたらいいのか、参加者が栄養診断の手法を用いて考え、プレゼンするのです。当時の私は足立先生や参加者を納得させられるようなプレゼンができなくて、何度も心が折れそうになりました」

それでも、「足立先生に付いて行きたい」と感じたという。

「足立先生の栄養診断は魔法のようでしたから。たとえ重症症例であっても栄養を切り口にして、どんどん問題点を洗い出していく。そして次々に改善案から具体的な栄養プランを立てていく。『栄養で人を救う』方法を学ぶ度に鳥肌が立ちました。当時の私は、救いたい気持ちはあっても、そのための臨床力をまったく持っていませんでしたから」

廣瀬さんは、少し自嘲気味に当時の自分を振り返る。

「東京に転居した時、まず最初に、足立先生がご勤務されていたせんぽ東京高輪病院のNST実地研修に参加させて頂きました」

その後、廣瀬さんは、足立さんが2014年に出版した『日本一おいしい病院食をつくるチーム直伝！　長生きごはん』というムック本の制作にも、献立の取りまとめ役として関わる機会を得る。忙しい時間をやりくりして足立さんの自宅に通い、キッチンでさまざまなメニューをともに試行錯誤する生活はとても充実していたという。

「私にとって、足立先生は特別な人。追い付きたいと頑張ってはいるけど、そこには到底辿り着けないと感じました。でも、足立先生と一緒にお仕事をさせて頂けることは誇りにもなりました。職場の後輩たちもメンバーに引き込み、先生のお宅に泊まり込んで、メニューの工夫をしました。後輩たちも、足立先生から直接ご指導を頂けるという経験を通じて、患者さんの食事や栄養管理に対する責任感が一層強くなりましたし、みんなで自分たちの病院食を見直すきっかけにもなりました」

## 知識を蓄え、管理栄養士として自立

練馬光が丘病院の病床数は342床。入院患者は高齢者が多い。その入院患者の全食事と臨床栄養管理を4人の管理栄養士が行っている。廣瀬さんとともに、足立式を実践する仲間だ。一人ひとりが2～3の病棟を担当する病棟担当制だという。病院で働く臨床管理栄養士の仕事は、入院、外来、NST対象者と疾病レベルの幅が広く、患者一人ひとりの病気についての知識や、患者、医師、他職種スタッフ、調理員とのコミュニケーション能力など、栄養学の枠を超えた知識やスキルが必要とされる責任重大な仕事だ。

廣瀬さんは、この病院の立ち上げから、管理栄養士としての仕事を任されている。このハードな仕事をともにこなす仲間の採用にあたっては、自ら面接した。

「病院で管理栄養士として厨房業務の経験があることは譲れない条件でした。食事を実際に作るのは調理場にいる調理員です。食にこだわりがある料理長や、女性のパートさんも多い。そして、自分より年上のことが多い。調理員さんとうまくコミュニケーションが取れなければ、患者さんの声を反映した食事を提供することはできません。それに、限られた予算でより治療効果が高い食事を提供するためには、効率的なメニューの作成や食材の運用といった経験がなければ難しい。ここは新規立ち上げの病院で、教育の時間が不十分な現場を回さなければならなかったので、一人ひとりが自分の役割をちゃんとこなせることが大事だったんです。それと、元気があること。患者さんに元気を与え、親しみを感じてもらうことが不可欠です。だから、体育系というか、どんなに忙しい時でも、患者さんや医師の依頼を『はい』と笑顔で受け入れる、気力と体力があることも採用条件でした」

食事管理と臨床栄養管理、そして予定外の業務。多岐にわたる煩雑な業務を、臨機応変に遂行する職場だから、気力と体力が大事なのだという。

廣瀬さんが練馬光が丘病院で働きはじめた頃は、管理栄養士はわずか2人だった。開院当初は予測不可能なことが起こる慌ただしい毎日。それでも業務が終われば、学会発表の準備や依頼原稿の執筆などにも積極的にチャレンジしたという。「体力があるからこそ、できたんです」

勤務中は予定外の業務もバンバン入る。たとえば緊急入院した患者の静脈経腸栄養のプランニングも、依頼があれば即対応する。これも廣瀬さんの仕事だ。静脈経腸栄養を実施するためには、患者の体重、基礎代謝量やストレスの程度などから、必要量を計算しなければならない。また、血液検査データから腎臓や肝臓など臓器の状態を示す値、ナトリウムやカリウムなど電解質の値、炎症の値などを確認し、現体重や所見から入院前の栄養摂取量を推測して、静脈（点滴）・経腸（鼻や胃からチューブを使って栄養剤を投与する方法）・経口（食事）からどんな栄養をどれだけ入れるのか、具体的な製品名や投与量、投与速度を明記した栄養プランを立てる必要もある。栄養管理は、入院後からすぐ必要になる。忙しい仕事だ。

カルテに書かれた内容や医師からの指示で、わからないことがあれば直接聞きに行く。

「医師は非常に多忙なので、医局で待ち伏せをして、患者さんの症状や治療方針について質問する時間をいただく。患者さんから聞き取った要望が、食事以外のことであっても、すべて医師に伝える。医師にものおじせずぶつかってくる栄養士は初めてだと、驚かれることもあったけど、管理栄養士も臨床の勉強をして専門用語を使って相談すれば、快くご指導くださいます」

忙しい時間を縫って勉強して、ここまで熱心に臨床の現場に食い込もうとする熱意はどこから来るのだろうか。

「管理栄養士も患者さんのベッドサイドで臨床業務ができるということをアピールしておきたかった」

廣瀬さんはそう言う。

NSTはチーム医療だ。医師、看護師、薬剤師などに加えて、栄養士もチームでの重要な役割を担う。しかしながら、医療現場では、未だ管理栄養士は食事管理が主な仕事、といった認識を払拭しきれていない。チーム医療における管理栄養士の存在も他職種から希薄に思われることもある。

「病院の立ち上げの段階から、管理栄養士の役割をしっかりアピールしておきたかったんです。そうじゃないと、次の世代の管理栄養士が入ってきても、臨床業務を任せてもらえないからです。私たちはチームの中で重要な役割を担えるということを、示しておく必要があった。治療の過程で栄養管理がどれだけ重要か。そして自分たちにその栄養管理ができることを示さなくてはいけない。とにかく必死でした」

そのおかげもあって、練馬光が丘病院では、管理栄養士は、患者の治療に欠かせないメンバーの一人としての役割を任されている。

どんなに忙しくても、急きょ予定外の依頼があっても、多岐にわたる業務を「はい」と笑顔で遂行する職場。病院で管理栄養士として働く苦労について質問すると、

「死に直面することです」

と少し意外な答えが返ってきた。

「私たちは学校で、栄養士になるために栄養学や調理実習の勉強をしてきます。栄養基準や食品構成表に基づいた治療食作りを学びます。病気に応じた臨床栄養管理は机上で学ぶため、いざ臨床の現場で、患者さんを担当した当初は戸惑うことが多くて大変です。でもそれ以上に、私たちは死を教わりません。人の死に遭遇したときにど

うしたらいいのか、死生観などを学ぶ機会がないんです。病院に勤めて初めて、担当している患者さんが死ぬという現場に遭遇します。親しく会話をした患者さんが亡くなる。それはとてもつらいものです」

外来で元気な患者さんと接するときもあれば、病床で重症患者さんの死に接することもある。廣瀬さんも、初めの頃は、メンタルの切り替えができず苦しんだという。そんなときは、後輩たちと冗談を言い合ったりして明るく過ごし、悲しい気持ちを家に持ち帰らないようにするのだという。栄養室のスタッフが明るい笑顔で仕事をしているのには、そういう理由もあるようだ。

NSTが広く普及し臨床で深く治療に関わる管理栄養士が増えてくれば、大学での教育段階で、死を学ぶカリキュラムも導入されていくのかもしれない。

## 「攻めの栄養」で患者を救え！

ちょうど夕食の時間だということもあり、調理室も見せてもらった。

メニューは、通常の食事（常食）から、量を半分にしたハーフ食、柔らかな軟食、エネルギーコントロール食や蛋白ナトリウムコントロール食、術後食や嚥下食など70種類もある。さらには食欲不振食や化学療法食、緩和食といった患者一人ひとりにテーラーメイドのメニューで提供する個人対応食もあるという。「治療食はカロリーやタンパク質、脂質や塩分に制限があります。制限がある中でおいしい病院食を作るには、コツがあるんです。そのコツをつかむためにも、厨房業務の経験は必要です。事務所のパソコンでメニューを立てているだけでは、単に制限しただけの満足度が低い食事になってしまいます」。この日の常食メニューはタンドリーチキン。メニューとしての調和も大事だが、高齢者が多いので、とろろを使って喉ごしをよくしたりする工夫はよく行うそうだ。スパイスを活用することで、食塩の使用量を抑えることも可能だという。調理員は、それぞれの担当にわかれて調理を行う。作られた食事は、トレイのまま温冷配膳車に入れられて病棟に運ばれていく。

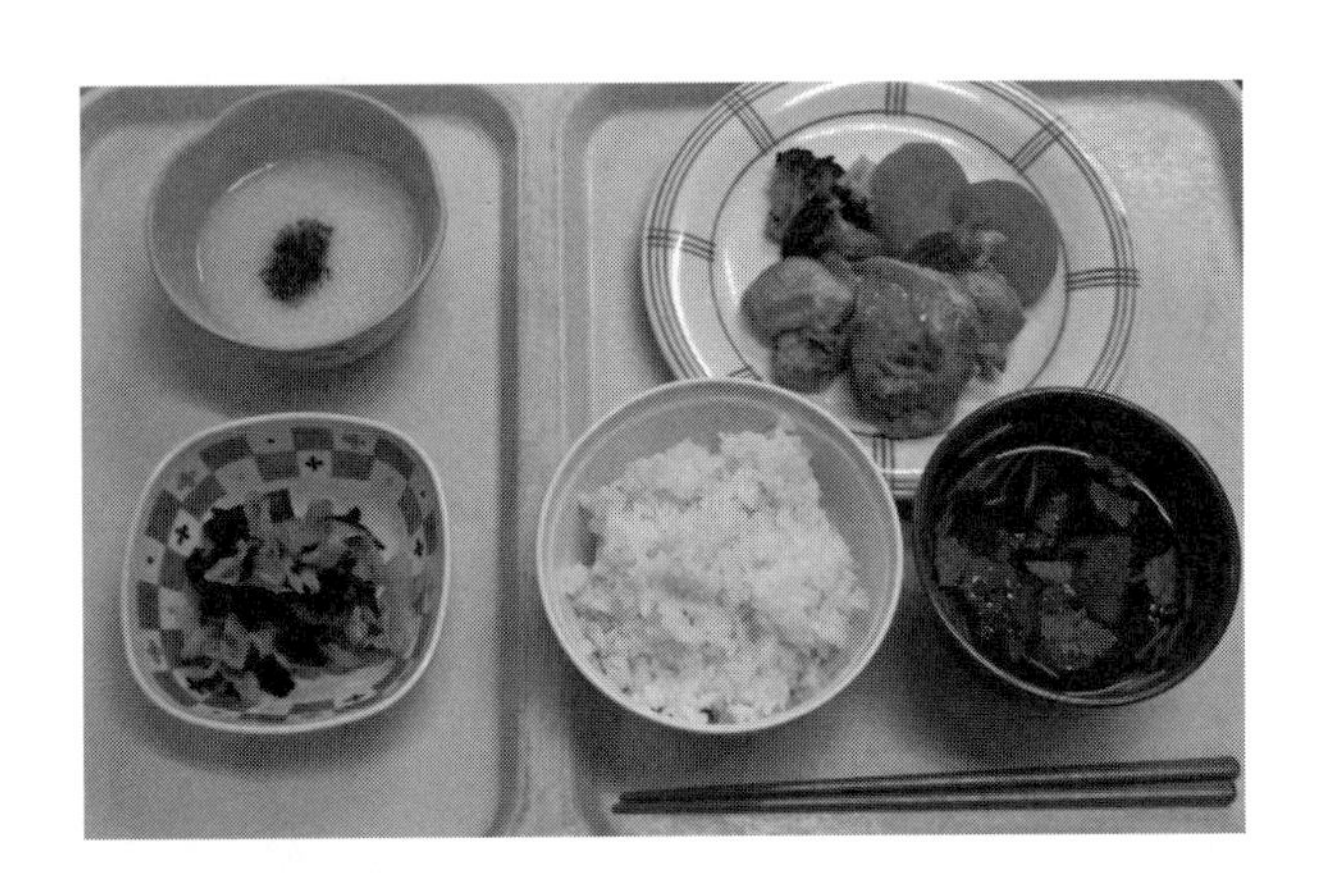

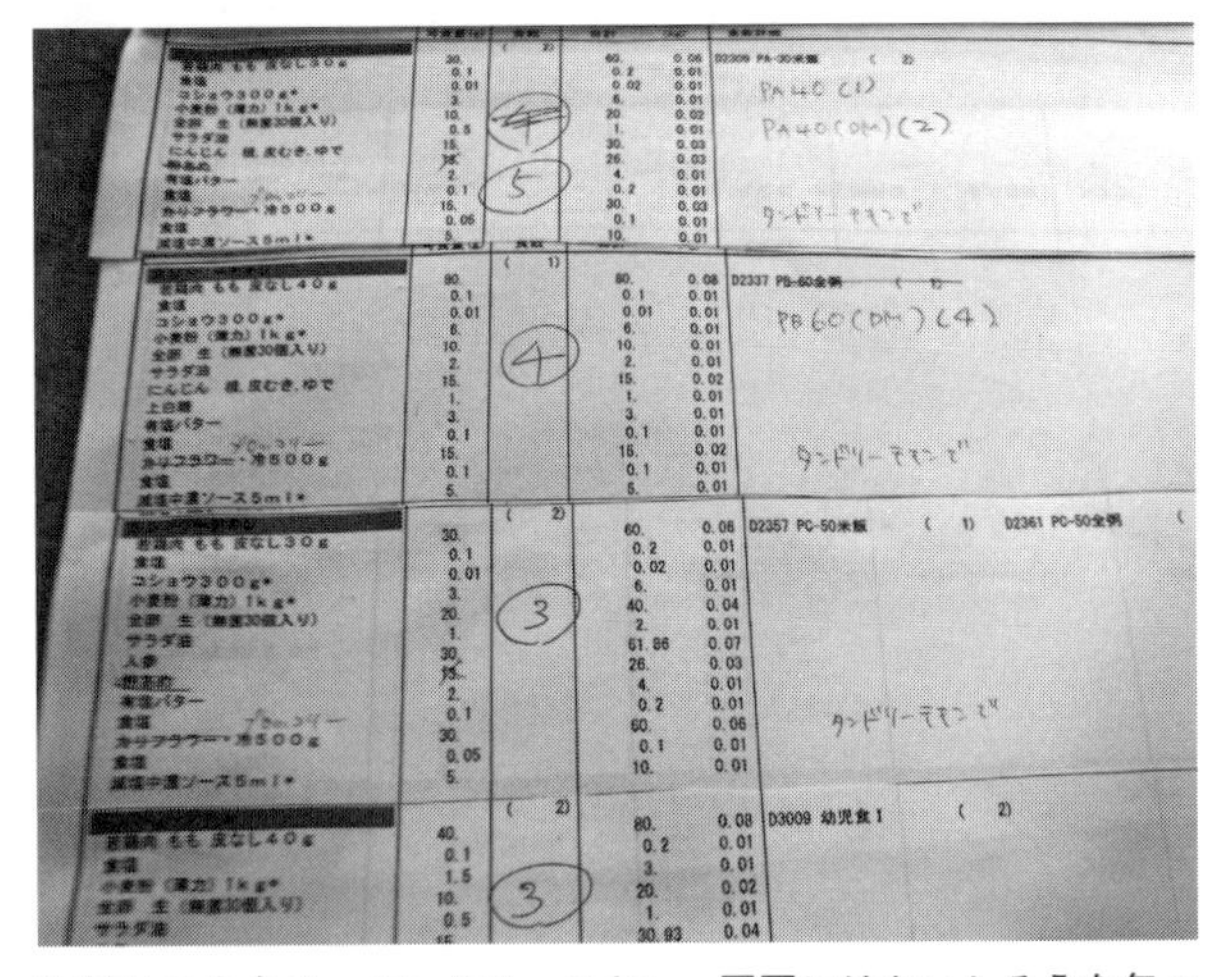


取材日の夕食は、タンドリーチキン。厨房にはおいしそうな匂いが漂っていた。下の写真はすべてタンドリーチキンのレシピ。さまざまな患者の必要栄養素に合わせて、少しずつ変化を付けている

特に力を入れているのは「だし」だ。温かく、だしがよければ食事はおいしいと力を込める。食材費の中でも、だしにかける予算はかなり高い。天然の素材から十分に旨味を取っただしで調理すると、制限がある治療食も風味豊かな食事になるそうだ。

食事の工夫はこれだけではない。

抗がん剤など薬の副作用や、神経性食欲不振症など疾患の影響によって食べる気力を失っている患者には、食事にサプライズ感を演出して興味を引く工夫もする。病院脇の花壇で、自らゴーヤやナスなどの野菜を無農薬で栽培し、それを食材として利用することもある。

「私たちが作業をしているのを散歩途中に見た患者さんが、野菜作りのアドバイスをしてくれたりする。苦労して作っているのを見ていた野菜が食卓に上ったら、食べてもらえるかもしれない」

自分たちが作業した様子を写真にとって、チラシにして食事に添えて出す。担当栄養士が苦労して作った野菜というだけで、一口でも食べてもらえるかもしれないという思いからだ。「攻めの栄養ですから。ただし攻めては逆効果、攻めてはいけない時もあります」と廣瀬さんはいう。攻めの栄養で、一口食べれば目力が蘇る。食べることは大事だ。「攻めの栄養」は、栄養室の開院当初からのキャッチコピーでもある。夏になれば、そのキャッチコピーが書かれたTシャツを白衣の下に着て病棟を歩く。患者が白衣に透けているキャッチコピーを見て、笑いながら声をかけてくる。病棟の隣に畑があれば水やりや収穫作業が、患者のリハビリに活用できるかもしれない。

「患者さんの声を食事に反映するために、病棟を回り患者さんと接して親しみやすい雰囲気を作り、なんでも話してもらえる関係が築けるよう気を付けています。空いている花壇で野菜を作りはじめたりするから、私なんて、病院関係者にオカンって呼ばれることもあるんですよ」。そういって笑った。

おいしい病院食を出すために何よりも大切なのは、調理員とうまくやれることだという。調理は、外部の業者に委託している。所長と呼ばれる責任者が、調理員たちをまとめており、所長、料理長、主任2人と、パートのスタッフが調理を担当している。

彼らとの関係がよくなければ、いくら管理栄養士が治療効果を高めるメニューを掲げてもそれを実現することはできない。

「食事はすべて味見します。味見して、味がイマイチのときには全部作り直します。私たちが調理場に入って自ら作り直すこともある。それに、急な時間に無理難題を押し付けるわけにもいかない。でも自分たちがそうして努力していれば、調理員さんも理解して手伝ってくれるのです」

調理のスペシャリストである調理員への敬意も忘れない。これが、調理スタッフとうまくコミュニケーションを取る工夫でもあるようだ。

## もう二度と、まずい栄養剤を食べてほしくない

驚くことに、廣瀬さんたちは、調理済みの食事の味見だけではなく、栄養補助食品のゼリーや飲料のほかに、経腸栄養剤もすべて飲んで味見しているという。

栄養剤のサンプルを取り寄せ、自ら1カ月試して製品を評価して、採用するかどうかを決めたりもするとか。当然患者によっては、味が濃かったりフレーバーがきつかったりと嗜好に合わないこともある。そんな時は栄養剤をパンケーキやアイスクリームの生地に混ぜてスイーツを作ったりと、少しでもおいしく食べやすいよう工夫をするのが、廣瀬さんのこだわりだ。

栄養室のこのこだわりは、医師や他職種スタッフにも伝わり、興味を持ったスタッフは栄養室を訪れ、栄養剤の試飲や試食をしていくのだという。

私たちも、栄養剤の試飲をさせてもらった。

本来、栄養剤は、微量元素が入るからどうしてもおいしくない。その中でも、廣瀬さんが試食して選んだ栄養剤は、ゼリーもドリンクもとてもおいしい。複数のフレーバーがある商品でも、試食・試飲して、味がおいしいものだけを採用するのだという。試飲させてもらったのは、脂肪分ゼロの胃腸に優しい栄養剤だ。特に消化管の手術後の患者さんには、絶食期間も長いので、いきなり乳製品の飲み物は負担が大きい。カロリーとタンパク質、亜鉛や鉄などのビタミンなどを、まずこの飲み物で摂ってもらうのだという。

デキストリンなどの糖で少しとろみが付けられた飲料は、市販のアセロラジュースやユズジュースとなんら変わらないほどにおいしい。

「以前、関西の病院で働いていたとき、ある患者さんの病室に呼ばれました。普段温厚なその男性に、1時間半、ものすごい剣幕で怒られました。あんたらは、患者においしいものを出すために働いているんじゃないのか、こんなまずい栄養剤を飲ませて、それでいいと思っているのか、ってね。抗がん剤の副作用で食事が摂れない患者さんでした。栄養剤を飲んだら体力がついて、食事を食べられるようになると頑張っているのに、一体いつになったらおいしく食事を食べられるようになるのか、と。いらいらしておられたんでしょうね」

これが、廣瀬さんがすべての栄養剤の試飲をはじめるようになったきっかけだという。

それも、ほんの少し試飲するだけではダメだ。毎日飲んでも飽きないこと、つらくない味のものでなければならない。練馬光が丘病院では、「メイバランスミニ」「クリミール」「すいすい」「プロシュア」「ブイクレス」といった製品の中から選ばれた味の栄養剤と、廣瀬さんがトレーニング後に飲んでいる市販のプロテインパウダー、そして日清MCTオイル（中鎖脂肪酸）などが利用されている。

「白衣を着ている我々の発言は重いんです。権威的になる。『これがいいですよ』というとそればかり摂取してしまう患者さんも出てくる。だから患者さんの嗜好や事情に合わせて、継続して飲めるような味や価格の栄養剤を提案したり、提案する時の言い方にも気を付けているんです」

と、廣瀬さんは自分の職責の重さについてそう語る。

「おいしい食事は当たり前。おいしいうえに治療効果がある食事を出せるかどうかが、私たちの腕の見せどころです」

患者のための努力は、栄養剤の納入価格の交渉にも発揮されている。少しでも安く仕入れる努力を惜しまない。単価を抑えて購入量を増やす。高ければ1本しか付けられない栄養剤も、安ければ2食分、3食分付けることができる。患者にとってもメリットは大きい。

さらに、廣瀬さんご自慢のマッスルスープ（高タンパク）を試食させてもらった。栄養剤は、いくらおいしいとはいっても所詮は人工的に作られた食品だ。そればかり食べていては飽きてしまう。手作りで、温かい食事と同じ形で提供したいという努力から生まれたスープだ。ポタージュの素を牛乳で溶き、プロテインパウダーと日清MCTオイル（中鎖脂肪酸）を加えたものだという。栄養状態が悪い人はまずカロリーとタンパク質を摂ることが何よりも大切という廣瀬さんの考えを体

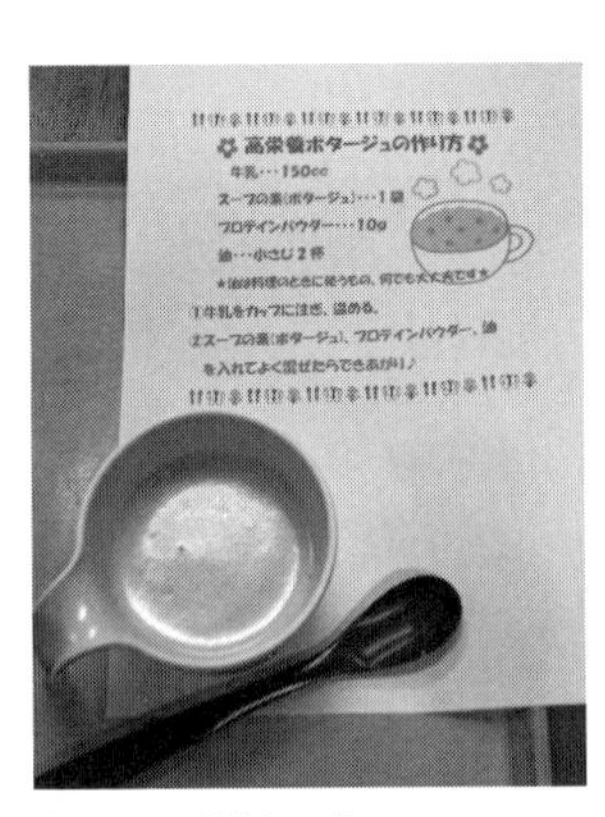

廣瀬さん特製の「マッスルスープ」。レシピも付けて、スタッフや患者の家族も共有できるように工夫している

現したようなスープである。中鎖脂肪酸は非常に高カロリーで、消化吸収に負担がかからない上、無味無臭だ。スープに使用する他にも、ご飯やおかゆ、おかずに混ぜ込んだりして使用する。

「このスープは、1杯で230キロカロリー、タンパク質は14グラムあります。3食完食すれば、これだけで750キロカロリー、タンパク質は42グラム摂取できる。だから医師がびっくりされるんですよ。どうやってスープにこれだけのカロリーとタンパク質を盛り込んだのかって。このスープをうまく活用すれば、固形物からカロリーが摂れない患者さんも、静脈経腸栄養だけに頼らなくてよくなる。足りないビタミンや微量元素類はサプリメントなどで補えばいいんです」

実際に飲んでみたが、濃厚な高級スープといった感じでおいしく、脂っこさはまったく感じない。これなら、食が細くなった患者にもおいしく飲んでもらうことができるだろう。

「とにかく口から食べること、これが大事です」

廣瀬さんたちはこのことを大切にしている。

口から食事を摂ることは、栄養と健康を結びつけるうえで何よりも重要な考え方だ。食の喜びは生きる喜びでもある。ほんの少しでも、口から食べられる可能性があるなら、その希望を捨ててはいけないと廣瀬さんは言う。

食に対する妥協はしない。ときには、無理難題とも思えるわがままも受け入れる。

末期がんの患者が、銀座で妻と食べたフランス料理がおいしかったといえば、食材を買いに走り、料理長にフランス料理のハーフコースを作ってもらったこともある。その料理を、病室でフレンチレストランのようにサーブして出したそうだ。要望があったらすぐに対応する。

「だって、その患者さんにとって、私たちが出す食事が人生最後の食事になるかもしれないんですよ。また明日なんて言ってられない。だから、すぐに対応するのです」

## 対話から、患者に合わせた病院食を探る

管理栄養士は、患者にとって必要な栄養を考えてメニューを工夫する。患者はそれを全部食べることで、必要な栄養を摂ることができる。偏食、疾患や薬の副作用などで食べる量が少ない場合は、患者の嗜好や食習慣を取り入れたり、食べやすいように刻んだりする工夫が必要だ。「でも栄養で攻めてはいけない時、すなわち栄養療法が逆効果になる時や、患者のQOL（生活の質）を最優先にすべき時もあるんです」。たとえば緩和や終末期患者の個人対応食だ。

「水を飲むのも難しい状態にある終末期のがん患者さんが口渇を感じた時、氷片を口に入れてゆっくり溶かすことで解消します。患者さんの希望があれば、無味無臭の氷片ではなく、レモンやソーダといったさっぱりした味の氷片を出します。人工的な味がする栄養剤を凍らせて出しても無力なんです。そのような時はおいしさや満足度

を優先するんです」。緩和や終末期患者の中には、味が濃く、食べ慣れた市販品の方を喜ぶ人もいるという。ジャンクフードやカップヌードル、無味無臭の氷片より「ガリガリ君」アイスを好む人がいるのは当然だ。「病院食で市販品を出すなんて、というのは固定観念。緩和や終末期の患者さんには、主治医の許可があれば100%希望に沿った食事を出すようにしています」

以前こんな出来事があった。特に食べたいものは思いつかないという、終末期のがん患者との対話から推測して、カップヌードルを出した。患者は「まさか病院食でカップヌードルが出てくるなんて思わなかった。今まで生きてきた中で一番おいしいカップヌードルだったよ。本当にありがとう」と涙を流したという。個人の嗜好や食歴を、患者との対話や彼らの残したものなどから推察する。患者一人ひとりの「人生最後の食事」になるかもしれない1食1食に対応する。テーラーメイドの対応食を出すには、並々ならぬ努力が必要だ。

「さらに緩和や終末期の患者さんの食器は、陶器食器に変更します。最後の食事が味気ないプラスチックの食器では悲しいでしょう？　さらに陶器の食器が持てない状態になったら、さらに軽い食器に変えます。個別の努力は惜しみません」

1人暮らしが長かった高齢者のもとには、弁当箱に詰めた可愛らしい食事を持っていくこともある。見せてもらった写真の弁当は、卵焼きがハート型だった。

孫のように年の離れた栄養士が手作りで弁当を作って病室に届ける。それだけで食が進むこともある。

わずか4人で、これだけの細やかな思いやりを発揮するには相当の苦労もあるだろう。それでも「おいしい病院食で患者さんを救う、を目指してもっともっと色々なことにチャレンジしていきたいんです」と廣瀬さんはいう。

廣瀬さんにとって、入院患者は他人ではない。

自分の親を栄養で助けられる人になろう。そう思っている。

足立香代子さんの推奨する足立式は、セミナーに出て、学ぶことがゴールではない。

管理栄養士として、患者の治療に貢献できるおいしい食事を提供する努力をすること。

現場で実践してこその知識なのだ。

足立式の大事にしている栄養診断も、実践の中でこそ活かされる。

「毎日担当する病棟を回って、患者さんの顔や目を見て話すことで、気づくことがたくさんあります。塩分制限のない食事なのに、味が薄いという患者さんは、味覚異常を疑います。入院前にタンパク源を摂ってなかった患者さんは、亜鉛が不足して味覚異常を起こしていることもある。そう気づいた時は、主治医に血中亜鉛値の測定をお願いします。必須脂肪酸が不足して、皮膚がうろこ状になっていることもある。食事や栄養から患者さんを見て気が付くこと。これこそ管理栄養士がベッドサイドでできる臨床業務なんです。

たとえば治療の一環として、食事に塩分を付加するよう医師からオーダーが入ったとする。その際、漠然と梅干しを付加しただけでは栄養で人を救うことはできません。血液検査データを見て、血中のナトリウム濃度が正常値から何メック低下しているのか、その原因をまずは栄養から見て摂取量不足によるものなのか、あるいは栄養以外の疾患や薬の副作用によるものなのか、根拠を持って栄養診断する。栄養に問題がある場合、その改善案として何日かけて血中ナトリウム濃度を補正するのか、そのために1食あたり何グラムの塩分を付加するのか、それはどのような食品で補うのか、といった具体的な栄養プランを立てる。血中ナトリウム濃度の低下の原因が栄養ではなく、薬の副作用であると栄養診断したならば『○○日から投与開始となった○○薬による副作用が考えられます』と医師に進言する。このような臨床力がなければ、栄養で人を救うことはできません」

栄養で人を救う。

足立式の最も重要な考え方だ。廣瀬さんは、足立さんのこの言葉を信じて、現場で周りを巻き込んで切磋琢磨している。

管理栄養士としての誇りを持って仕事にあたる。廣瀬さんのような管理栄養士が増えていけば、ますます、おいしい病院食で患者を救えることだろう。

そして改めて、健康を維持するための食の大切さを実感した。

# 給食から医療食への転換をリードしてきた、ヘルスケアフード企業の挑戦

日清医療食品株式会社

（にっしんいりょうしょくひん）

医療・福祉環境、健康分野を専門とするワタキューグループの関連会社で、全国各地の病院・医院・介護老人福祉施設、介護老人保健施設、保育施設などに、給食や医療食を提供する。1972年創業、東京都千代田区に本社を置く。従業員数は約4万4000名、本社のほかに16の支店、16の営業所がある。

医療と食とをつなぐ給食受託業務で業界をリードしている企業がある。

医療・福祉現場における包括委託サービスを展開するワタキューグループの、日清医療食品株式会社（以下、日清医療食品）だ。「ヘルスケアフードのオンリーワン企業として、食を通じて日本の医療福祉サービスの向上に貢献する」を経営スローガンに掲げ、30年以上にわたり、病院や福祉施設などでの給食サービスを担っている。

この30年の間に、社会では少子高齢化が急速に進行し、大きな災害を何度も経験してきた。社会の安全・安心を食で支えようとする日清医療食品の取り組みについて話を聞いた。

## 単なる「給食」から、医療食へ

医療現場での食の重要性が変わってきた。すでにほかの章でも指摘しているように、栄養に注目することで、健康寿命を伸ばそうという試みが各所で行われている。実際に給食事業でサービス提供に関わっている日清医療食品が、流れが変わってきたと感じたのはいったいいつ頃だろうか。営業本部栄養・調理技術部部長で自身も管理栄養士である中村佐多子さんは、そのきっかけはやはり、診療報酬の改定、すなわち栄養サポートチーム加算が取り入れられた2010年頃からだと述べる。

新しくなったDPC制度（病気のグループごとに入院1日当たりの診療報酬を、病院ごとに決める定額払いの仕組み）だと、入院が長引けば長引くほど、経営的にはマイナスになる。もちろん、入院を短くするとはいっても、状態の悪い患者をそのまま退院させることなどできないため、少しでも早く状態を回復させ、体力を付けてもらい退院につなげていく必要がある。それをサポートする1つがNSTであり、栄養診断・短期的栄養計画を積極的に取り入れることを主眼に置いている。

長く医療現場に食を提供し続けている日清医療食品は、この変化に合わせて事業の改善や拡大を続けている。日清医療食品は、病院施設などへの冷凍食品販売からはじまり、給食サービスへと事業を転換してきた会社だ。

当初の事業は、全国どこでも必要な栄養が常に確保できるように、全国の医療施設・介護福祉施設に冷凍食品を提供することだった。品質管理されているものを、決められたグラム数できっちり包装して全国に配送する。冷凍して届けることで、鮮度と保存性を向上させる。確実に栄養を届ける「給食」が目的だった。そのあと、病院や介護施設に栄養士や調理師を含め給食システムを販売する業態へとシフトした。

冷凍食品を行っていた頃から比べると、患者の年齢層が大きく変わってきているという。

「我々が参入した当時の医療現場は、高齢者があふれているということはなく、それなりに体力のある人が多かったのです。極端に言えば、栄養はそこそこで放っておいても、医者の技術だけでなんとでもなる時代でした。ですので、3度の食事は給食であり、必要なカロリーを摂取させること、確実に安全な食事が供給されることにもっとも力を注いでいました」

中村さんは、「給食」から「医療食」への転換の必要性は、徐々に、しかし急速に進展してきたと指摘する。現在の入院患者の平均年齢は、30年前に比べて明らかに高齢化してきている。高齢であるというだけで、基本的な体力が落ちている。入院以前から、栄養状態が悪い人も多い。昔よりも入院医療の高齢化が進んでいるのだ。そのうえで、入院期間の短縮を求められている。そのため、ただ栄養を満たすだけの給食から、治療の一部を担う医療食という考え方に徐々にシフトする必要があったのだという。

「人は、医療の中ではなく、生活の中で生きている」

中村さんはそう力を込める。

DPCでは、入院日数など、具体的な数値データを公表しないといけない決まりがある。入院日数の短縮に向けては、意図的に栄養状態を改善し体力を回復させないといけない。栄養状態は、病状の快復度合いにも影響を与える。提供される食事だけではなく、患者本人にも、自分で自分の健康を考えるという姿勢が求められてきている。これまでの章でも多くの人が指摘してきたように、日常の食生活が改善しないと、退院してもすぐに体を壊して病院に逆戻りだ。

「だから、少しでも早く退院することを目指し、退院しても健康な生活を続けられるように、患者さんに適切なタイミングで栄養のアドバイスをする。それが医療施設で働く管理栄養士の仕事です。そのタイミングを逃すとダメなのです」

NSTの普及は、医療の支えとして栄養が大事という考え方を医療スタッフの間に広めている。それでもまだ、栄養サポートの根本的定着が一部の施設になってしまっているのは仕方がないのかもしれない。中村さんによると、関東のほうが、最先端の大病院が多いこともあり、NSTを導入している病院が少ない傾向があるという。

最先端の医療技術を提供するのはもちろん大切なことだ。しかし、医療技術の改善だけではどうにもならない状況が、今後の高齢化社会であると考えると、栄養の重要性を、医療現場だけではなく、家庭でも、予防医学的な視点で取り入れていくことが必要になってくるのかもしれない。

## 社会を変える管理栄養士の育成

日清医療食品では、全国各事業所に、約2500人の管理栄養士が在籍している。特に、管理栄養士には、現場での指導的な役割が求められるため、臨床の知識も不可欠だ。たとえ実際の業務が給食調理をメインとしていたとしても、医療・福祉現場で働くスタッフには専門知識を学ぶ必要があるとして、教育を行っている。

「各事業所の栄養士や調理スタッフを指導するインストラクターが200人ほどおり、調理面や栄養面に関する教育を事業所で実践的に指導しています」

社内教育として管理栄養士を対象にNST専門療法士を講師に招き、年に1回、20箇所で勉強会を開催している。

「勉強会は基礎知識と症例検討で構成され、症例を学ぶことで臨床と食事のつながりを意識させ、医療ガイドライン変更内容など情報共有をします」

また、管理栄養士だけではなく、給食サービス対象者に直接接触するスタッフや調理師にもセミナーなどを行い情報提供の機会を設けている。

一般ユーザー向けには、健康セミナーなどを一部の地域で行っており、今後全国に広げていきたいと考えているとのことだ。

「社員全員が、医療や福祉の現場での栄養の重要性を強く認識し、自分たちが患者の健康を支えているという自覚を持ってもらうことが、人材育成でもっとも力を入れているところ」

と中村さんは話す。

一方、人材育成が十分行き届いていない部分もある。社内に約6300人いる栄養士への教育だ。大学で栄養学を学んできた栄養士は、一定の経験を積んだうえで、管理栄養士の資格を得ることができる。医療現場で働く管理栄養士を1人でも増やすために、この6300人いる栄養士にも医療の専門的知識を身に付けてもらえるような教育を展開できれば、さらに食と健康の改善につながる。しかし実際には、女性特有のライフステージの変化などに伴い離職率も高く、まだ不十分なのが悩みだという。

「管理栄養士になる人が増えて食生活を改善していく社会になることが理想です。管理栄養士になれば、有資格者となるため給与が高くなる。しかしこれは、経営側としては諸刃の剣で、介護や医療の現場での利益構造的にはなかなか簡単に、すべての栄養士を管理栄養士にとはいえない状況です」

やる気があって医療現場での管理栄養士を目指しても、理想と現実のギャップに苦しむ人も少なくない。

「管理栄養士として働き続けることに対するやりがいや面白みを、提供しつづけなければいけないのでしょう」

栄養士、管理栄養士を支えるサポート体制そのものが、社会全体の食と健康を改善していく一助となると中村さんは考えている。

「管理栄養士は、マネジメントのプロであって欲しいと思っています。3度の食事を365日ずっと考えて提供していく地味な仕事です。ちょっとした栄養成分の不調整で体調に変化をきたすこともある。だからマクロとミクロの栄養のマネジメントをするのです。そういう仕事に、地味だけどやりがいがあると感じてもらうことが必要ですね」

入院患者や介護施設の利用者の中には、さまざまな人がいる。栄養に対する知識はもちろん、十分に栄養のある食事を用意する経済力がない人もいる。医療現場で働く管理栄養士は、栄養食事指導を請け負うこともある。相手の状況に合わせて実践的な食事の話ができる専門家。それが日清医療食品の目指すスペシャリストとしての管理栄養士だ。本人の知識の引き出しが少ないと、サポートできる対象者が限定されてしまう。現状維持や前に進めていくことをアドバイスできるような、マネジメントリーダーとしての若い管理栄養士を育てていくことが大事だという。

## 日清医療食品の食事開発

日清医療食品では、医療、福祉、保育の現場での給食事業のほかに、在宅で医療や介護を受けている人向けの「食宅便」事業も行っている。いずれにおいても、もっとも大切に考えているのは安全・安心だ。

安全・安心と安定供給に向けての取り組みには、徹底した仕組みとルール強化を行っている。

口に入るものである以上、製品の質を担保することは何よりも優先される課題だ。まずは、施設の衛生管理のノウハウの蓄積だ。すべての契約先事業所、製造工場にて、月1回以上の衛生点検を義務付けている。また、そこで働くスタッフに対する教育にも力を入れている。スタッフの健康管理なども同様だ。食品加工工場の監査は、食品管理課の5名が担当し、3年ですべての工場の監査を1周するようなスケジュールで丁寧に行っているという。

次に、異物混入のリスクを除くためのトレーサビリティ調査だ。工場での製造過程だけではなく、製品に使われる素材についても、ひとつひとつ念入りに調査する。たとえば、野菜の残留農薬の調査は、契約している農家の該当作物の農地だけではなく、その隣の畑でどのような農薬が使われているのかも調べるという。これは、隣接している農地から、風や水などによって流れ込んでくるリスクがあるからだ。２０１１年の東日本大震災以降は、一部のエリアや商品において放射性物質の検査も行うなどの対処もしているという。

それから、生産に関してのコンプライアンス（法令順守）はもちろんだが、特に海外の生産者では、そこで働く労働者の状況も調べるという。労働者として不法な労働力たとえば子供などの若年労働力を使っていないか、労働者への給与などの支払いをしっかり行っているかなども調べる。労働者が置かれている環境を把握しておくことも、安定して生産・供給できるかを考えるうえで必要なのだという。

このように、新規で購入するもの、契約する農家、工場などのすべてを、実際に現地を訪問して確認し、安定供給の基準を満たせるかを念入りに調査する。

加えて、食材の安定供給のために、天災など不測の事態に備えるため、同じ食品でも産地を何カ所かに分けるなどのリスク分散も行っているとのことだ。

安定供給のための工夫はまだある。

全国に供給するための、物流システムの整備だ。日清医療食品が1日に提供している食事は実に120万食。これだけの食事を支える素材の開発、安定した品質のものを大量生産する工夫、確実に配送する仕組みが不可欠だ。

日清医療食品では、食材の開発をさまざまな食品メーカーと共同で行っている。たとえば、魚から骨を取り除いた商品や刻み野菜などの開発などだ。食事は見た目の美しさもおいしさを左右する。見た目にきれいな五感に訴えるメニューの開発にも力を入れている。

食の開発について回答してくれたのは、総務本部広報課の神戸修さんだ。

「骨なし魚の開発は結構大変でした。魚を凍らせて運び、いったん解凍して骨を取ってまた凍らせる。これだと2度凍らせることになるので身がパサパサになってしまうのです。そのため、旨味が外に出ないような工夫、旨味を閉じ込めたまま再凍結する工夫をしました」

ほかにも、肉をタレに漬け込み柔かくする作業に時間がかかるとの現場からの声を受けて、タレメーカーと肉メーカーと3社で共同して、独自の漬け込みダレを開発し、長時間タレに漬け込んでもおいしい味を保ち続ける商品の開発を行ったこともある。

日清医療食品では、メーカーと一緒になって新商品を開発していく際に、厳密に決めていることがある。

それは、できあがった製品をけっしてプライベートブランド化しないことだ。プライベートブランド化しないことで、開発したメーカーは、その商品を当社以外にも販売できる。

「開発には、長い時間と開発費用がかかります。開発をお願いするメーカーには、相当な苦労を強いることになります。しかし、私たちが求める商品は業界で求めている商品であることも多い。1つの商品開発が成功し、その商品をプライベートブランド化した場合は当社のみの使用にとどまります。

これから高齢化が進みます。介護食が一般家庭にまで広まるようになれば商品のレベルも上がっていきますし、大量生産できるため単価も下がります。自社だけの利益ではなく業界を見据えての行動が求められる。それは、リーディングカンパニーの使命であると思います」

また、調理や加工に時間がかかる商品があればそれをうまく使う。これからの少子高齢化では現場での全部手作りは難しいと割り切り、使えるものは利用するという姿勢が質の安定化を図る役目をしているのだという。

## ニーズに応えるあらゆる努力

日清医療食品が開発した食材の中でも、高齢者の多い医療・福祉現場で高い評価を得ているのが、２００４年に開発された「ムース食」だ。

株式会社ヤヨイサンフーズとともに開発したムース食は、咀嚼（そしゃく）や嚥下機能の衰えた人にも安心して食べてもらえるよう、食材をペースト状にしたものを柔らかく成形したものだ。かつて、咀嚼がうまくできない高齢者向けの食事には、食材をミキサーにかけてドロドロの流動食にしてしまう方法が一般的だった。しかし、それでは見た目がよくない。ムース食は食材本来の風味や形を保ったまま、柔らかく食べやすくする工夫がされたものだ。いったんムース状にしたブロッコリーやニンジンを再びブロッコリーやニンジンそのものの形に成形する。見た目だけでは、常食と変わらないように見える。ソフト食よりもさらに柔らかい食感で、見た目も味も変わらないムース食は、福祉現場で人気が高い。こういった画期的な製品をメーカーと共同で開発し、自社の給食事業に活かしている。

プライベートブランドにしないというこだわりは、自分たちが業界をリードしてい

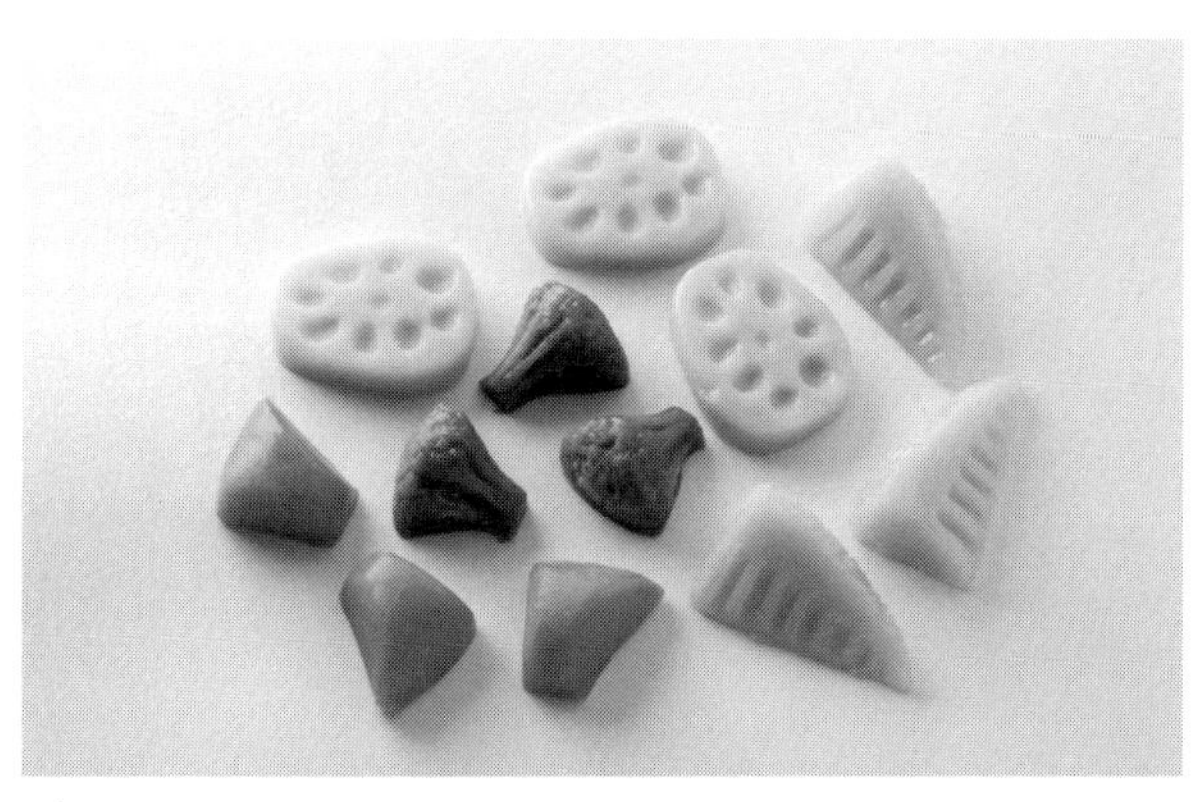

ブロッコリーやニンジン、レンコン、タケノコの形をした３Ｄムース食。実物はそれぞれの野菜の色をしており、見た目にもおいしそうだ

るという自覚から生まれている。せっかく開発した技術を自社が抱え込んでいたら、業界が活性化しない。

「企業としての収益はもちろん大事なのですが、日本の医療や福祉現場での食の改善が進んでいくことこそが何よりも優先されることだと考えています。食品メーカーとともに新しい製品を開発していくことで、業界そのものが発展していきます。それは、次から次へと新しい技術が生まれる土台となるかもしれません」

神戸さんは、日清医療食品のリーディングカンパニーとしての責任についてこう述べる。公共の福祉に貢献する姿勢が、商品開発や事業展開といった各種の取り組みに活かされている。

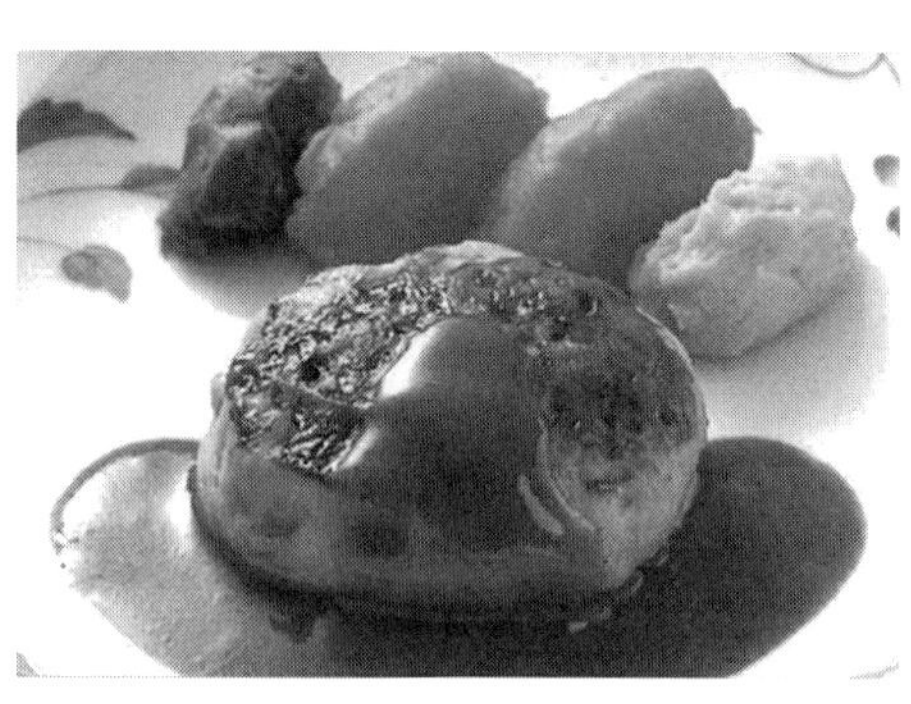
見た目も味も常食に近づけた日清医療食品のムース食。咀嚼や嚥下が困難な人でもおいしく無理なく食べられる

では、実際に日清医療食品の食の提供を受けている利用者の声は、どのように反映されるのだろうか。現場での利用者の声の吸い上げは、残食調査やアンケート調査などを通じて行っている。

提供する食事の色味をよくする工夫や、ワンポイントで色味が入るようにトッピングをあしらったり、フルーツを盛り合わせたりするなど、デザイン性を重視する工夫もある。そのうえで、月に1度開かれる給食管理委員会で、メニューの改善などを行っている。比較的健康な人が多い施設では、食事に対する嗜好調査を行い、入居者のニーズに合わせてメニューを改善することもあるという。

「多くの医療、福祉、保育施設への給食事業を請け負っていますが、各事業者からは、対応が遅いとお叱りを受けることも多いです。なるべく、現場に裁量権を与え、クライアントのニーズに合わせた細かな対応ができるように努力しているところです」

事業所(病院など)ごとのセレクトメニューを取り入れているところや、利用者が自分で選べる仕組みもあるという。しかしながら、医療施設では、先に挙げたDPCとの関連で、入院期間が短くなっているので、食事が全粥まで戻れば退院というケースが多くなっている。そのため、選べるような患者が少なくなっている状況でもあるようだ。

介護施設などでは、定期的なイベントメニューも人気だという。バイキングや、回転寿司を取り入れたり、お月見やハロウィン、クリスマスなどの季節のイベントに合わせたオリジナルのメニューは飾りを提供したりするサービスも行っている。高齢者の多い施設では、おやつの重要度が高いという。しかも、意外なことに、洋菓子、ケーキが喜ばれるそうだ。チョコレートフォンデュなども好評だ。食が細くなった高齢者を対象とする施設では、3時のおやつを栄養や水分補給の一環として考えるところがある。

入院、入所するとそれだけで非日常になり食欲が落ちる人も多い。どれだけ日常に近づけられるかが、サービスを考えるうえの大切なポイントだという。

「不謹慎な言い方になるかもしれませんが、特に高齢者の施設に入っているスタッフには、常に、この食事が最後になるかもしれないという意識で対応するようにと言っています。飽きがこないように、喜んでもらえるようにと、毎日の食に工夫をすることは当然なのです」

事業所ごとの個別の対応は、現場の管理栄養士などに任せられることが多い。すべてのニーズに対応できるとは限らないが、できる限り細やかに対応できるようにしているという。

特に介護施設では、提供される食の豊かさが、入所者に選ばれる要因の1つとなりうるため、クライアントの要求に合わせて、地産地消、薬膳を取り入れるなどの対応も行っている。もともと、アレルギー対応食や、治療方針に合わせての食事を個別に提供してきた実績も活かされている。

「まだ対応はできていませんが、国際化に合わせて、ハラール（イスラム法上で食べることの許されている食事）に対応するような食事も、今後は必要になってくるのかもしれないですね」

現在、高齢の介護者は、6人に1人は自宅でも胃瘻などの経腸栄養が施術されているといわれる。

しかし、人間は口から食べるのが本来の姿だ。ソフト食やムース食を活用して、自宅でも安心して食事ができるものを提供したいとはじめたのが、「食宅便」のサービスだ。

食宅便は医療や介護が必要な人だけではなく、高齢者や単身赴任の人にも食べても

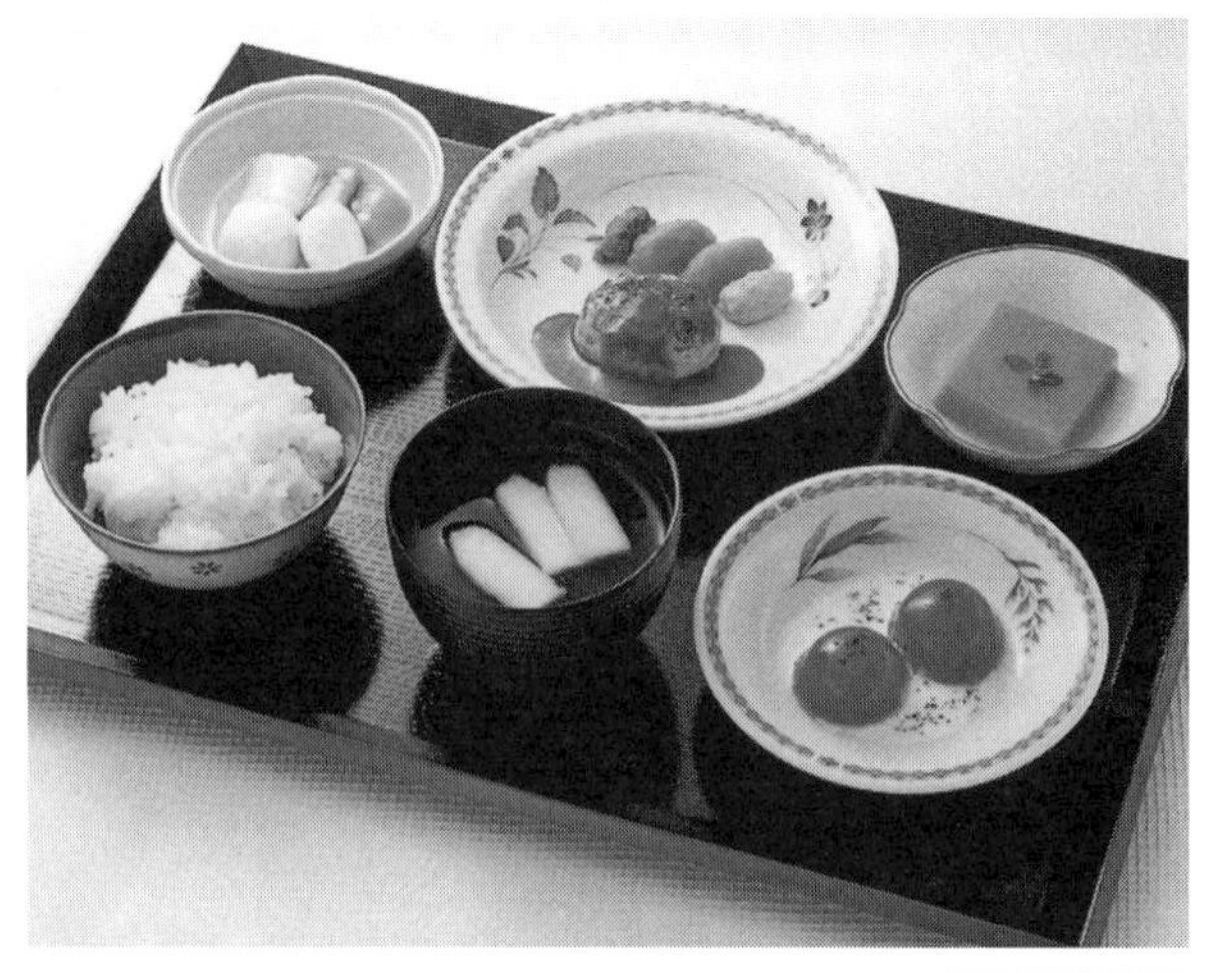

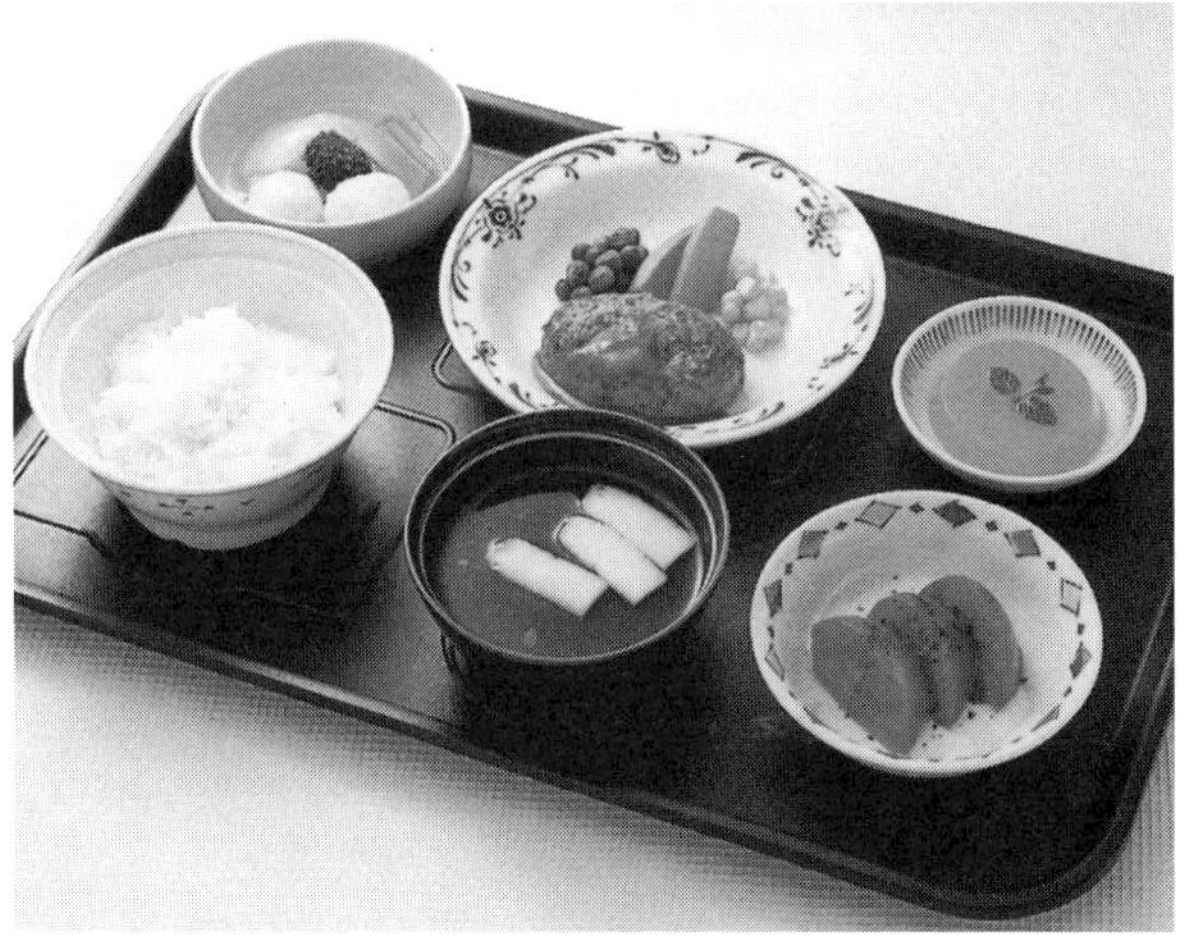

ムース食（写真上）は常食（下）に形や色をよく似せて作ってあり、実物とは見紛うほど。メニューも豊かなので、さまざまなおかずを取り合わせることが可能

らえるようなおかず一式がセットされ、冷凍パックの形で提供されている。至れり尽くせりのビジネスは難しいが、なるべく簡略化や大量生産を行うことで、パッケージ化されたものを広く提供できるように工夫しているという。在宅介護世帯が増えると予想される将来に備え、少ないマンパワーでも栄養に配慮した食事を提供できる配食サービスへの工夫がますます期待される。

## 顧客の命をつなぐという責任感

日清医療食品が力を入れている視点の1つに、非常時・災害時の対策がある。地震などの天災が起きたとき、現地の医療・福祉施設への食料提供をどうするのか。人の命をつなぐ大切な「食」を担う企業として、防災対策には特に力を入れているという。災害が起きたとき、近隣の事業所が連携し合って支援するマニュアルは以前から運用されていた。しかし、2011年の東日本大震災の際には、被害地域が広範囲におよび、既存の危機対応マニュアルでは対応できなかった。高速道路、鉄道網など物流が寸断されたため、平常時のような体制が取れない状況であった。

災害の際には、インフラ復旧までに3日程度かかると言われている。支援がはじまっても、嚥下障害がある人は通常の食事を食べるのが困難の場合もある。健康な人でも大変な災害時、食べられるものに制限がある人は、食事1つでも生命の危機に直結する。日清医療食品では、全国16カ所に、非常用備蓄倉庫を設け、地域での速やかな食事提供再開に活かす取り組みをしている。また、各事業所では3日分の非常時献立の備蓄も行っているという。備蓄用の缶詰は数種類用意し、アレルギーを持っている人など、個別のニーズにも対応できるようにもしている。

「災害時であっても、食事の提供を止めることはできません。食は命です。何としても現地に届けなければならない。東日本大震災のときには、弊社の社員が、徒歩で、現地の孤立しているクライアント事業所まで食事を運びました。中には、寒い中、胸まで水に浸かりながら食事を運んだ事業所もあります。ドラム缶に雪を入れお湯を沸かし、クックチル製品を温めて提供したところもあります。栄養バランスに配慮した食事がすぐに提供できるため、災害時には非常に役に立ちます。また、熊本地震では、ヘリコプターを2基使用して孤立した事業所への緊急支援物資の空輸を実施しています」

数々の災害の教訓を活かし、災害に際しての輸送手段を確保するため、ヘリコプター会社4社と契約し、運用訓練も行っているという。

特に現在は、南海トラフ沖地震に備えて、和歌山県の田辺市や工場がある亀岡市との連携を行っているという。南海トラフ沖地震が発生すると田辺市は、津波の影響で市内の6割くらいが被害を受けると想定されている。当然、陸路での輸送は困難となるため、ヘリコプター輸送となる。大規模災害では、救難救護で使用するヘリポートを使用するため、行政との連携は必要である。そのために平時での訓練が必要だ。

「社員全員が、食に携わる責任を持つというのが大切です。自分たちが食事を出さないと亡くなってしまう人がいるという意識を、常に皆が持っていることが大切だと

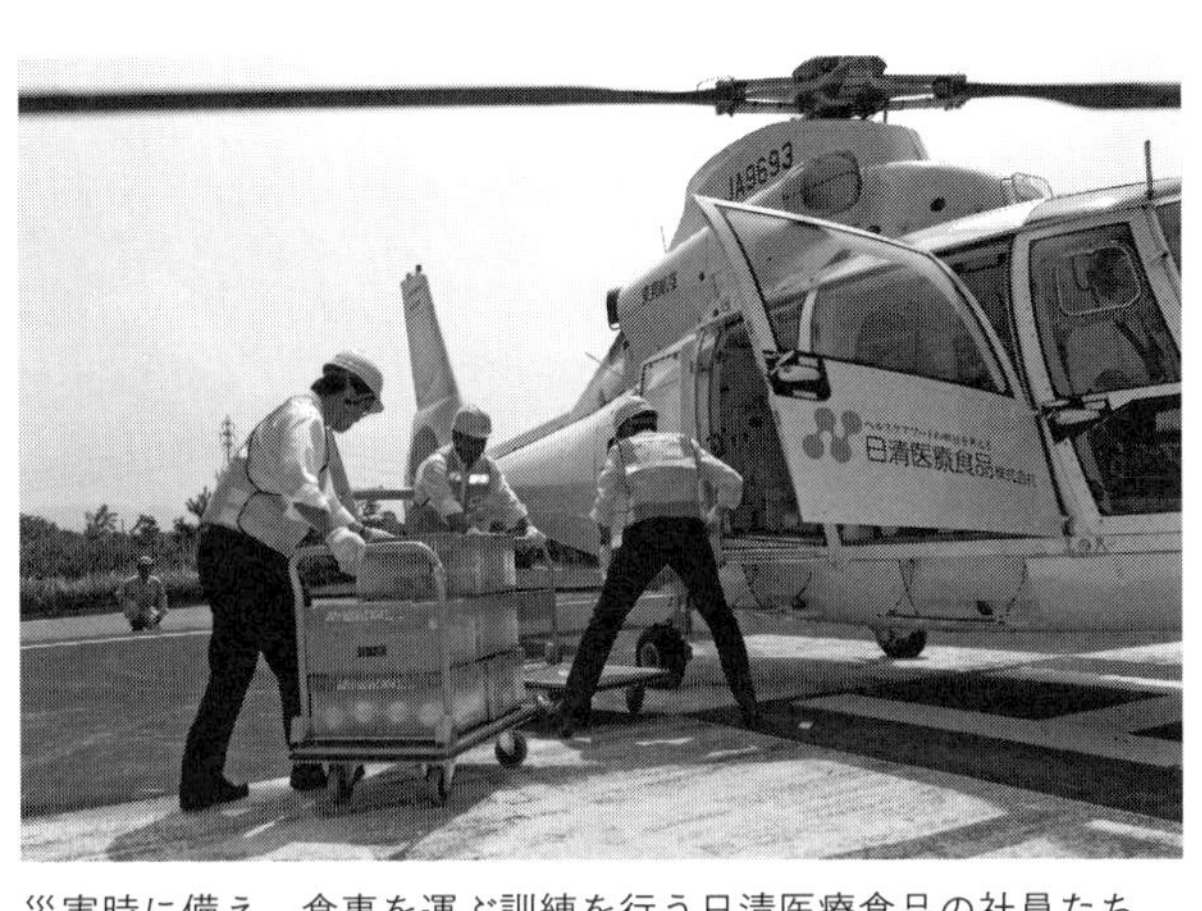


災害時に備え、食事を運ぶ訓練を行う日清医療食品の社員たち

考えています」

神戸さんが力説する信念は、ワタキューグループが社是とする「心」という言葉に集約されている。

最後に、今後の商品開発について話を聞いた。

「私たちは、誰かがやるとは思っていないのです」

神戸さんはこう切り出す。

「こういうものがあったらいいな、ここをこう変えたいな、と思ったものは、自分たちが率先して開発していく。その役目が、我々にはあると考えています」日清医療食品が、業界を牽引している企業であるという自覚が、この言葉に表れている。技術開発にお金をかけられるのが大手の強みだ。

2017年には、「モバイルプラス」の製品を製造する新しい製造工場を立ち上げる予定だという。モバイルプラスとは、医療・福祉施設の一部で利用されているクックチルの食事のことだ。一度作ったものを冷蔵し、それを再加熱するだけで提供できるクックチルは、施設での調理負担を少なくするとともに、品質が保たれた食事を確実に提供することができる。また、新工場では一部自動化をして製造するため、省力化にもつながる。

モバイルプラスには、医療版と福祉版があり、その利用率は3:7で、圧倒的に福祉版の利用が多い。提供されている食事内容のバリエーションも豊富だ。常食、全粥食、エネルギーコントロール食、減塩食、ソフト食に対応している。さらに、食材個別に、食べられないものを変えられる選択式だ。福祉現場からのニーズが非常に高いため、120億円を投資して工場を増設し、300人を雇用する工場を稼働させる予定だ。この新しくできる施設では、モバイルプラスを1日10万食製造する計画だという。多くの社員ががが実際に料理開発を担当しており、微妙な味の差にもこだわりを持って対応しているとのことで、味にも期待が寄せられている。

クックチルとして採用するメニューそのものの開発も、定期的に行っている。全国530の事業所スタッフからアイデアを募り、実際に作って食べて、商品化できるかを考える。

各事業所の調理スタッフや栄養士のための料理コンテストの開催や、利用者との交流を通じて得た経験などを集めて共有するなどの試みも行っている。

個別の対応事例として、次のような例がある。

デイサービスを利用している人が、どうしても、昔食べたチキンカレーが食べたいと言ってきた。家族が家でいくら頑張って再現しようとしてもうまくいかない。そこでデイサービスを提供している事業所に相談してきた。この人は、末期がんで味覚が変化し、油を受け付けなくなっていたため、市販のルーで作ったカレーでは合わない。

そこで、油を使わずどうしたらおいしいチキンカレーができるだろうかと試行錯誤をし、その人がデイサービスにやってくる日に合わせて提供したところ、とてもおいしいと言って喜んで食べてくれたそうである。

このような、個別に工夫した経験が共有されることで、社内全体のサービスの向上にもつながるとして、社内報にて事例が紹介されることもあるそうだ。

## 介護食の世界にも新風を

介護食＝ダサいというイメージを払拭したい。

日清医療食品は、2015年12月17日に、銀座4丁目にムース食を提供するデリ&カフェ「nu dish（ニューディッシュ）」をオープンさせた。店名のnu dishには、新しい料理を意味する「new dish」と、栄養を意味する「nutrition」の2つの意味があるのだという。

介護食として利用されているムース食だが、介護食全体のイメージがよくないため、あまりいい印象を持たれていない。そのイメージを改善するため、ムースを取り入れたおしゃれな料理を提供したいというのがデリ&カフェをオープンした理由だ。

お店は、一本路地に入った静かな場所にあり、フレンチビストロような内装。メインディッシュ2種類、サイドディッシュ2種類を選び、パンかライスが付くランチデリが人気だ。言われなければ介護食にも利用されているムース食を使っているとは思えないメニューが並ぶ。

ムース食は、食材の旨味や色を消さないようにペースト状にした物が棒状に成形されて冷凍して店舗に納入される。店では、その食材をさまざまなメニューに活用する。先に紹介したように、ニンジンをニンジンの形に成形して提供するなどの利用をすることも可能だが、ムース食の付着性などの特性を活かし、サラダと和えることで離水せず時間が経ってもおいしいサラダの提供をしている。トマトのムース、豆腐のムースなどさまざまなムース食をソース感覚で利用して、おしゃれなランチメニューが作

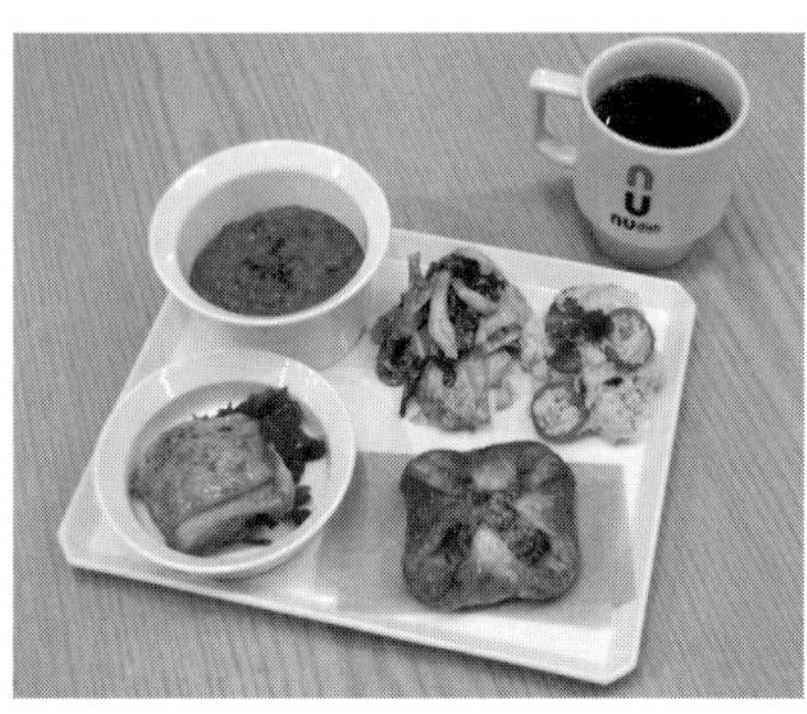

ムース食材が味わえる銀座「nu dish」のランチ。プレートの左上から時計回りに、ポークカレー、白菜とキノコのサラダ（ひじきソース）、タコのタブレ（黄赤ピーマンゼリーとトマトピューレ）、チキンキノコパイ、タンドリーチキン

られる。

訪問したこの日は、サイドディッシュにムース食が活用されたメニューが並んでいた。タラのハーブフリット＋シイタケソース、白菜とキノコのサラダ＋ひじきソース、タコのタブレ＋黄赤ピーマンゼリーとトマトピューレの3種がそうだ。この中の、シイタケソース、ひじきソース、黄赤ピーマンゼリーとトマトピューレがムース食を活用したものだ。メニューは1週間～10日ほどで変わり、バリエーション豊かな季節の食材を使ったメニューが提供される。

医療食・介護食を全面的に押し出すのではなく、新しい素材としてのムース食を食材として料理に利用することができることを、なるべく多くの人に知ってもらいたいという。

フレンチの荻野伸也シェフがメニュー開発を担っていることから、平日のランチどきには、近隣オフィスの20~40代の女性を中心に1日120~130名が訪れる。おしゃれな内装と、デリスタイルは、外国人にも人気だという。野菜中心のヘルシーメニューが多く、テイクアウトにも対応している。

セミナースペースもあり、イベントの開催も可能だ。栄養士向けのセミナーや、介護を意識した人へのセミナーなども開催されている。また、介護福祉の先進国と言われるノルウェーの大使館の人たちが視察に訪れたこともある。

高齢者というと和食のイメージがあるが、これから先、洋食を好んで食べてきた世代が高齢者世代に移行するにつれ、求められるメニューの幅もより広くなっていくことが予想されている。イタリアンやフレンチをベースにした介護食も、一般的になっていくに違いない。

医療食の現状や可能性を多くの人に知ってもらうアンテナショップとしての機能も持たせていきたいと考えているそうだ。

高齢化が否応なく進行している社会を見据え、食の改善で将来の患者を減らす取り組みがはじまっている。実際に、医療現場、介護福祉の現場での食事だけではなく、自宅でどれだけ栄養に配慮した食事を摂ることができるかが、健康寿命を向上させるうえで重要になっていくだろう。調理済みで、温めるだけで簡単に食べられるような食事のニーズはますます高まっていくに違いない。味だけではなく見た目にもこだわった食事は、「日常」を作り出し、生きる意欲を高めてくれる。

日清医療食品は、これからも、「ヘルスケアフードの明日を考える」をテーマに掲げ、業界をリードし、新たな扉を開いていってくれることだろう。

## あとがき

幸か不幸か、未だ一度も病院食のお世話になったことがない。それゆえに、ほとんど病院食についての知識はなかった。それでも、「貧相で冷たくておいしくない」というイメージだけは漠然とあった。フレンチフルコースを出すような産科医院があることは知っていたけれど、出産は病気ではないし、それはそれ、普通の病院ではありえないとずっと思っていた。

本書には、医療・福祉・介護の現場で、食の大切さを追求しているスペシャリスト達が登場する。実際に会ってお話を伺っていくうちに、病院食に対して抱いていたイメージがすっかり変わっていった。食も治療の一環として、おいしさにもこだわっている。介護食においても同様だ。人は確実に老いる。誰もがいずれはお世話になるだろう。嚥下能力が衰えても、昔と同じような見た目と味の食事が楽しめるとしたら幸せだ。製品開発も日進月歩で進んでいる。

私たちの体は、外から取り込む栄養によって出来上がっている。食事だけで病気は治らないかもしれない。でも、食べることで病気に打ち克つ体力をつける。病気になりにくい体を作る。健康寿命を延ばすことができる。

今こそ改めて、食の大切さに目を向けて欲しい。

食べることは、喜びであり、命をつなぐ糧なのだから。

2017年3月吉日

薬袋摩耶

【監修者略歴】
長村洋一（ながむら・よういち）
鈴鹿医療科学大学副学長。岐阜薬科大学卒。藤田保健衛生大学にて30年以上にわたり臨床検査教育と研究に携わる傍ら、食品の有効性、安全性に関する幅広い調査研究活動を行ってきた。2001年に健康食品を含む食に関する正しい情報を発信するため「（一社）日本食品安全協会」を設立し、医療職者を中心とした会員組織・健康食品管理士認定協会理事長としても活躍。著書に『長村教授の正しい添加物講義』（ウェッジ）、編著に『新版臨床化学 第４版』（講談社）など。

【著者略歴】
薬袋摩耶（みない・まや）
サイエンス・ライター。東海大学大学院医学研究科修了。博士（医学）。科学雑誌の編集者、慶應義塾大学医学部特別研究助教、東京大学教養学部附属教養教育高度化機構特任助教などを経て、現在は、国立の某研究所勤務。著書に『真夜中に猫は科学する―エクレア教授の語る遺伝や免疫のふしぎ』（亜紀書房）。

おいしい病院食は、患者を救う

2017年3月20日　第1刷発行

監修者　長村洋一
著　者　薬袋摩耶
発行者　山本雅弘
発行所　株式会社ウェッジ
〒101-0052　東京都千代田区神田小川町一丁目3番地1
NBF小川町ビルディング 3階
電話03-5280-0528　FAX03-5217-2661
http://www.wedge.co.jp/　振替00160-2-410636
装丁　折原カズヒロ
組版　株式会社明昌堂
印刷・製本所　株式会社暁印刷

※定価はカバーに表示してあります。　ISBN978-4-86310-178-4　C0036